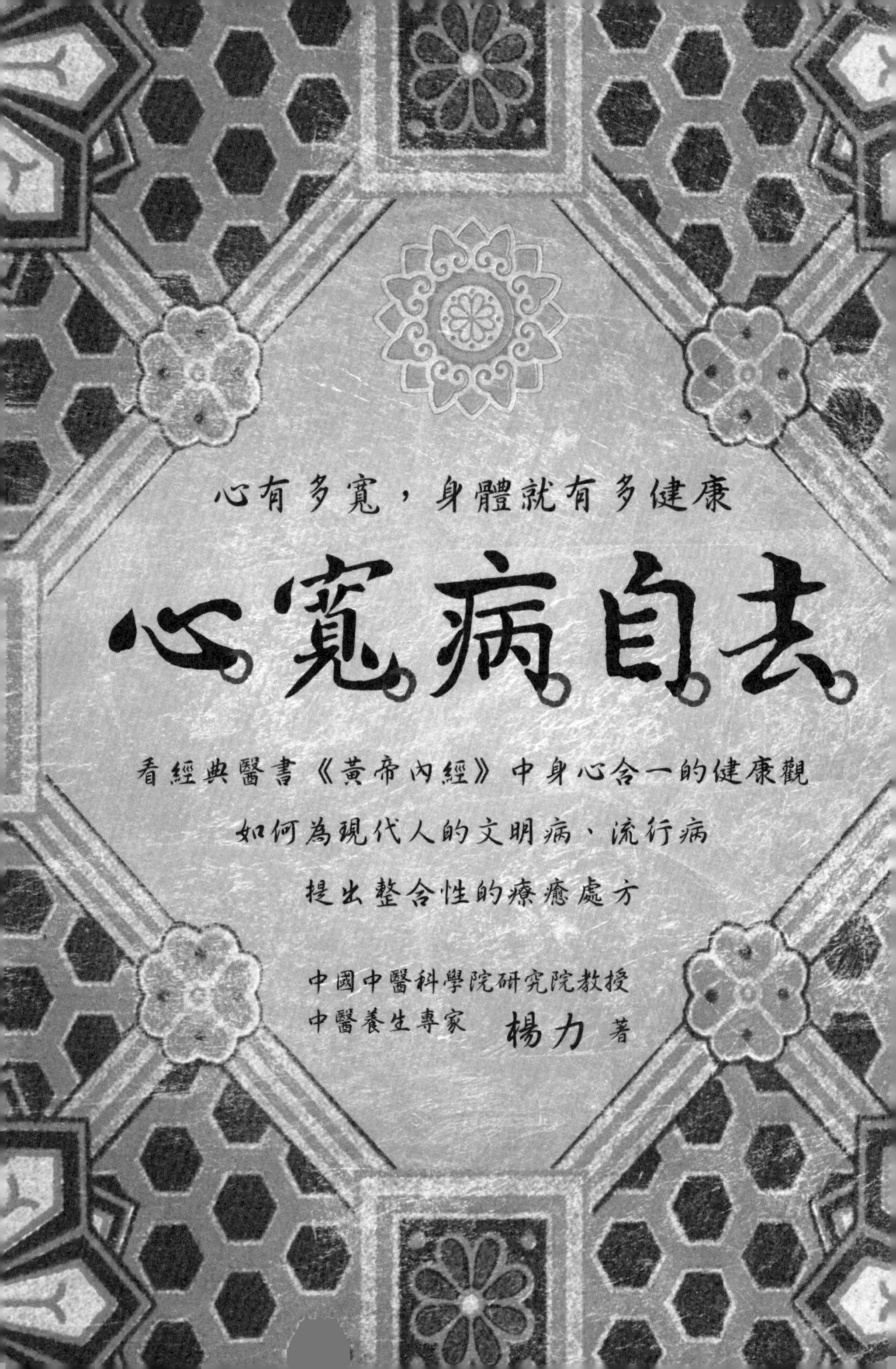
心有多寬，身體就有多健康
心寬病自去
看經典醫書《黃帝內經》中身心合一的健康觀
如何為現代人的文明病、流行病
提出整合性的療癒處方
中國中醫科學院研究院教授
中醫養生專家 楊力 著

作者序——百病從心起，養生先養心

中醫養生專家
中國中醫科學院研究院教授
北京《周易》研究會會長
央視《百家講壇》主講嘉賓

楊力

兩千多年前的《黃帝內經》就高度強調心理健康的重要性，提出「怒則氣上，喜則氣緩，悲則氣消，恐則氣下，驚則氣亂，思則氣結」，並指出：「悲哀憂愁則心動，心動則五臟六腑皆搖。」隨著社會的發展，高速度、高競爭、高壓力像三座大山壓得人幾乎喘不過氣來，以致心理健康不堪一擊，心理疾患不斷升溫，人的精神狀態常陷於水深火熱之中，因此心理養生可謂重中之重。

《黃帝內經》的心理養生博大精深，無論在心理生理、心理病理以及心理治療方面都有精湛的論述，是兩千年來中國人心理養生、心理健康、心理治療的偉大寶典。

人生活在社會之中，人與人之間的關係越來越複雜，人際關係相對單純的古代尚且如此看重心理的困擾，而況當今？我們知道，人不可能迴避現實，我們只有面對現實，成為駕馭心靈的主人而不是奴隸，才能擺脫各種心理問題的困擾，才能成功，因為打開心鎖的鑰匙其實就握在自己手中。

百病從心起，養生先養心。讓我們一起進入《黃帝內經》這座神祕的殿堂，去吸取其中卓越的心理智慧，從而幫助我們成為有較高心理素質的人，去勇敢面對複雜的人生。

最後讓我們牢記：

百病從心起，養生先養心，人老心先老，心不老則全身不老。

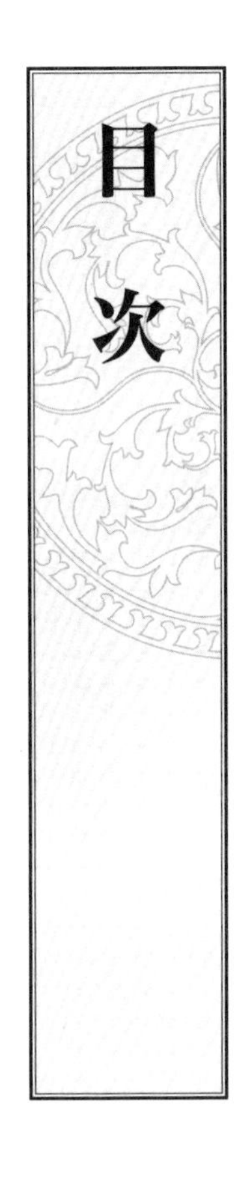

目次

第六章 心病異治之祕
——人生各階段的心理調適 233

第七章 順時調神之祕
——《黃帝內經》的四季養生之道 259

第八章 心病還需心藥醫之祕
——用好心情擊退病魔，重拾健康

第九章　先治其心後治其身之祕

——拒絕現代文明病的自我心理建設　325

第一章 《黃帝內經》中的形神共養之祕

——天人合一、身心平衡的整體養生觀

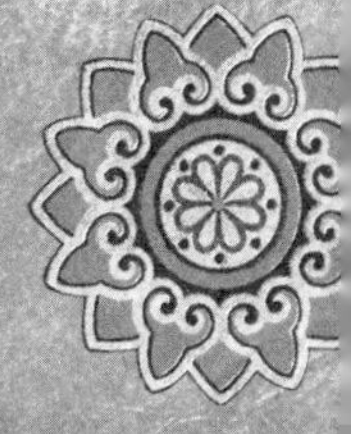

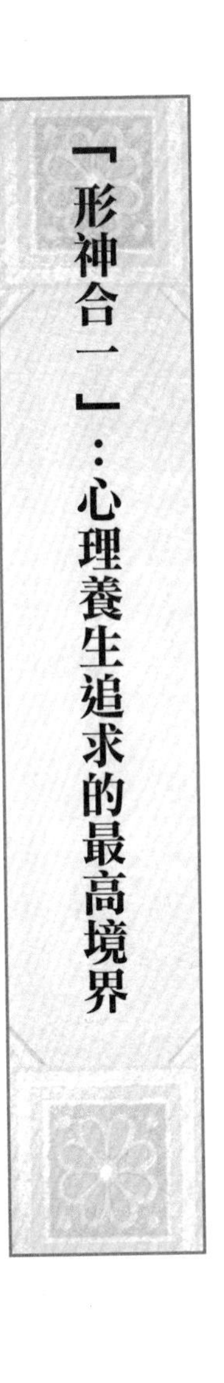

「形神合一」：心理養生追求的最高境界

中國人都愛好養生，中醫養生可謂歷史悠久、源遠流長，其內容也是博大精深、豐富多彩。「形神合一」、「形與神俱」，是中醫養生的重要觀念，其主旨在於強調形體運動與精神調攝的統一，這是中醫養生的主要特色。

《黃帝內經》裡，岐伯答黃帝說「上古之人，其知道者，法於陰陽，和於術數，食飲有節，起居有常，不妄作勞，故能形與神俱，而盡終其天年，度百歲乃去」的討論，就是要保持心神健康，以延年益壽。這種透過科學的生活方式追求「形神合一」的思想是健康養生的最高境界。

這裡的「形」，大家都知道，是身體的外在表現，是神存在的物質基礎。神是什麼呢？從心理學上來說，神不僅包括了人的意識、思維，也包括了人的生命活動的內在表現，即性格、心理、精神，比如心跳、性格特點、精神活動、情緒反應、睡眠等，屬於功能作用。它們的關係很好理解：神為形主，是我們一切生命活動的主宰，它既能協調臟腑、氣血陰陽的變化來維持人體內環境的平衡，又能調節臟腑等組織使之主動適應自然界的變化，緩衝由外部因素引起的情志刺激，從而維持人體內環境與外環境的平衡。沒有神，形也就沒有了生命。我們經常說一個人「無精打采的，像死人一般」，就是因為神如果離開了形，神也灰飛煙滅了，生命也就結束了。一個人只有形，而沒有神，是萬萬不行的，這就像做菜燒飯一樣，要葷素搭配，保證營養均衡才可以。只有將外在美和內在美相結合，從內在調理出好狀態，才能形神合一，煥發出青春魅力，才能取得永久的成功！就像現在流行的整形美容，不少朋友為了雙眼皮，為了漂亮的鼻子，不惜花費成千上萬元去做一些隆鼻、雙眼皮、隆胸等整形手術。當然，愛美之心並沒有錯，誰不愛美呢？只怪自己從娘胎裡出來的時候，上帝有點偏心了。外在的美其實只要適當地打扮自己就可以了。依我看，如果超過一定的範圍，像整形美容、不惜動刀子來改變自己，實在是沒有必要了。因為一個人的外在美並不是最重要的，最重要的是你的內在精神財富是否富有。

你是否也有這樣的體會：當心情舒暢的時候，做起事來得心應手，不易疲勞。因為人在精神舒暢的時候，生理功能也處於最佳狀態。反之，當心理有壓力或某些因素影響使得心情很糟糕的時候，做起事來心不在焉、無精打采、效率不高而又容易出差錯。這是因為，心情不好使人體的生理功能也隨之下降。

因此，古代養生家認為，要想有一個健全的形體，首先要養神。《黃帝內經》裡說的「得神者昌，失神者亡」、「精神內傷，身必敗亡」都告訴我們，中醫養生學強調形神共養，不僅要求注意形體的保養，而且要注意精神的調攝，使得形體健康，精神健旺，形體和精神協調平衡，方能預防疾病，延年益壽。

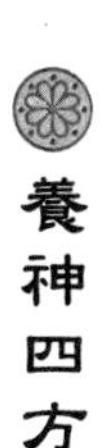

養神四方

第一，和喜怒。

古代養生家說：「和喜怒」是智者養生之道。智者善於控制自己的感情，做駕馭自己感情的主人，而不能恣意任性，縱情發作。當要勃然大怒或歡喜若狂之時，可先做點別的事情，以便防止激烈情感的爆發。林則徐就在牆上掛著「制怒」的條幅，有些人在案頭或床邊寫上「冷靜」、「鎮定」之類警示語。當然也可用無聲語言的形式進行自我提醒、自我命令、自我暗示。

第二，寬心境。

要正確對待生活中遇到的各種問題，既不為非原則的無端瑣事而憂慮焦躁，也不為一時得失而牽腸掛肚。歷史上由於某種原因導致鬱鬱寡歡而早夭的事例幾乎俯拾即是，如漢代的賈誼、三國時的曹植、唐代的李賀等。由此可見，心情的好壞密切關係著生命的進程。

第三，應四時。

《黃帝內經》說：「夫四時陰陽者，萬物之根本也。」人的七情變化與季節氣象變化有著密切關係。比如秋高氣爽，人的精神往往開朗、舒暢。冬天寒風凜凜，夏季烈日炎炎，人的心情也會變得煩躁、沉悶、壓抑。因此，精神活動也需隨著季節天氣變化而採取相應措施，予以調節。融和春日，蓄秀之夏，應常到戶外走走，遠眺山林亭閣，近聞鳥語花香，心中自然平添愉悅之情，心曠神怡。秋季景物蕭條，易引起老年人的垂暮之感，因此老年人要注意保持樂觀的情緒，避免因思念往昔親朋而傷感。冬季是萬物生機潛伏閉藏的季節，應提早睡覺，晚些起身，使情緒意志藏匿安靜。

第四，重養性。

養性即指道德修養，如理想、情操、精神生活等。遠大的生活理想形成的精神情緒最穩定，持續的時間最長久，影響的範圍最大，可以壓倒其他一切不良的精神情緒。達爾文一生受病痛折磨，也曾鬱鬱寡歡，但由於不停地追求科學，使他忘卻了痛苦，常樂於奮鬥之中，得享七十三歲高齡。

養心小叮嚀：

如果在生活中能夠真正做到養神四方，那麼，就可以實現《素問·上古天真論》裡說的「精神內守，病安從來」。所謂「精神內守」，主要是指人對自己的意識思維活動及心理狀態進行自我鍛煉、自我控制、自我調節，使之與機體、環境保持協調平衡而不紊亂的能力。「內」針對外而言，「守」是堅守、保持的意思。「精神內守」強調了內環境——精神的安定對人體健康的重要作用。「病安從來」，意即精神守持於內，人怎麼會得病呢？

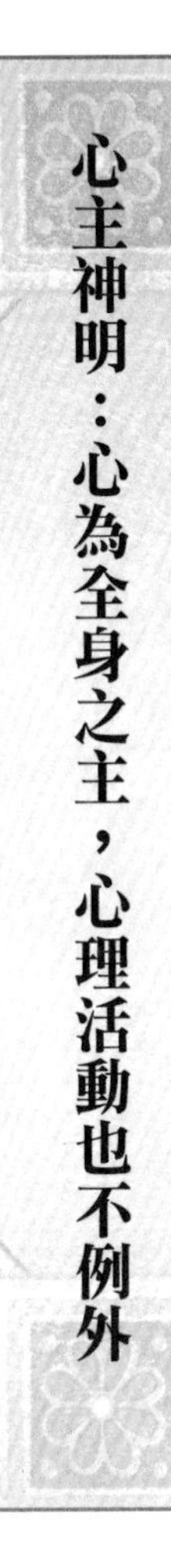

心主神明：心為全身之主，心理活動也不例外

《黃帝內經》認為，心是人之君主，是最高位的皇帝，主宰人體的全部精神、意識。《素問・靈蘭祕典論》提到：「心者，君主之官也，神明出焉。」這是指「心主神明」，以一個小朝廷模式來類比心理現象；「心主血」，心血為心理活動的物質基礎。所以，接受外來事物而發生思維活動的過程，是由心來支配的。

這裡的「心」是指中醫的藏象之心，而不是解剖學上具有一定形態結構的心臟。「神」也就是上文中提到的人身之神。「主」通俗地說就是主宰、統帥的意思。人的生命活動的最高主宰是心神，心理活動也不例外。

心神的主宰活動，首先體現在對臟腑生理功能活動的主導，以及由此而間接主宰心理活動。

我們來具體看看《黃帝內經》是怎樣論述人體的小朝廷的，如表一－一所示。

這十一官，不能失掉彼此的相互作用。心為君主之官，具有主宰作用，所以十一官的整體活動，必須在心臟的統帥下才能實現。心的生理功能正常，則其他臟器也能發揮正常作用。掌握了這個規律，然後再去保養身體，就會健康長壽，終生不會發生什麼危險。這如同一個國家的領導英明，天下就能太平昌盛，臣民皆能安居樂業。如果心的生理功能失常，則其他臟器的功能活動就會發生紊亂失調，使氣血運行的道路閉塞不通，身體就會受到很大的損害，也必然會影響人的健康和壽命。這好比一個國家的領袖昏庸無能，官吏失職，國家政權就會搖搖欲墜，所以要特別引起警惕！

臟腑	職能	說明
心	「君主之官，神明出焉」	相當於君主、皇帝
肺	「相傅之官，治節出焉」	相當於國務院、丞相、太師
肝	「將軍之官，謀慮出焉」	相當於中央軍委、將軍、元帥
膽	「中正之官，決斷出焉」	相當於法官、法院院長
膻中	「臣使之官，喜樂出焉」	相當於外交部、宦官
脾胃	「倉廩之官，五味出焉」	相當於戶部、糧食局
大腸	「傳道之官，變化出焉」	相當於驛站、郵政部
小腸	「受盛之官，化物出焉」	主吸收，相當於稅務部
腎	「作強之官，伎巧出焉」	相當於工匠、工程建設部
三焦	「決瀆之官，水道出焉」	相當於水庫管理員、水利部
膀胱	「州都之官，津液藏焉」	相當於州主、縣令

表 1-1

《黃帝內經》所說的人體小朝廷

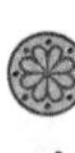

心為全身之主

心為全身之主表現在以下幾個方面：

第一，心主精和氣。

人有精、氣、神「吉祥三寶」，其中的神就是由心來主管的，神在人身三寶中是最重要的，神可以主宰精和氣。當然五臟都有神，但心神是老大，位置最高。這是心的第一大功能。

第二，心主血脈。

心主神志的作用是通過其第二大功能，即主管血脈的功能間接實現的。心的這兩大功能，在人體五臟中是最重要的。「心藏脈，脈舍神」，血液和經脈都是由心來主導的。從解剖學上可以看到，心就像一個泵，把血送到全身各處，通過營運血液，主宰五臟六腑的生理功能，由此而濡養五臟之神。因此，我們可以見到，年輕人往往心脈充盈，神志清晰，思維敏捷，精神旺盛；而到了中年或是老年時期，由於人體血脈功能走向衰弱，甚至虧損，就會出現心血不足，常常導致失眠、多夢等情形。另外，細心的人也可以發現，脈搏跳動的頻率和心跳動的頻率也是基本一致的。

第三，心主神志。

中醫的心神功能包括腦和心的綜合體，反映著人的情緒變化。例如，當你覺得情緒不好的時候，如果心不覺得堵，你的病就不重；如果你覺得心堵得慌了，中醫說你的病就重了。心主神明的功能正常，人則精神健旺，神志清楚；否則，可能會神志異常，出現驚悸、健忘、失眠、瘋狂等症候，並引起其他臟腑的功能紊亂，產生各種疾病。

心神也主導著人的意識思維活動。對人的意識思維活動，古代醫學認為：「所以任物者謂之心（客觀存在透過器官反映於心神）；心有所憶謂之意（心神將所接受的映象保留下來的記憶）；意之所存謂之志（心神把多次接受的客觀事物映象所保留下來的記憶材料貯存起來）；因志而存變謂之思（心神對貯存的材料進行思維加工，抽象概括，形成『概念』）；因思而遠慕謂之慮（心神利用已形成的『概念』，對眼前未及的客觀事物進行判斷、推理）；因慮而處物謂之智（經反覆思慮、縝密思考，去理事處物）。」這裡闡明了心神是人類意識思維活動的中樞，記憶、存記、理性思維等都是心神的功能。

中醫認為，情志中最主要的是心，心是主宰思維活動的器官，所謂「神明」就是思維活動，情緒變化。但在現代西方中則認為，思維是由大腦控制的，西方人很不理解中國人為什麼說思維是心出來的，他們認為應該是大腦出來的嘛。

中醫的玄妙高深之處就在這兒了。要弄清這個問題，大家首先要明白，中醫為體，西醫為用，五臟為體，頭部、四肢等為用的概念。怎麼理解呢？體的部分，就是它最基礎的部分——五臟，如果你五臟安和，你的血脈就運行通暢。

養心小叮嚀：

心是體的重要組成部分，是非常重要的，心主神明。中國傳統文化認為，我們思想的「思」，從造字法來看，上面是「田」，下面是「心」字。我們知道，中國人的造字法，很大程度是會意字或者象形字，其實，這「思」字上面的「田」字原本是一個「囟」字，而「囟」其實是代表頭的含義，也就是說，在中國傳統文化看來，我們人的思維是頭和心結合起來的產物。在這裡，頭是用的首領，四肢是用的工具。這種情況很多人都有體會，當你難過痛苦的時候，不是腦袋難受，而是心難受，老是胸口憋得慌。這就體現了中醫裡所說的心主神明的作用。

「恬淡虛無，真氣從之」：健康長壽的養生聖經

在《素問．上古天真論》中有這樣一句話：「恬淡虛無，真氣從之……」意思是人要對生活淡泊質樸，心境平和寧靜，外不受物欲之誘惑，內不存情慮之激擾，達到物我兩忘的境界。如此，放之又放，空之又空，去之又去，自然地達到了「虛」，達到了「無」的境界。這時「虛無」與天相感相通，天和人都相通了，也沒有界限了，真氣自然也就跑到你身上去了，如此真氣就會像陽光一樣，掃去所有的陰霾障礙。這時，全身的經絡、關節也都變得暢通明達了，即使有隱藏的疾病，也會在不知不覺中除去，這樣疾病就無從發生了。這實際上是治療當代人心靈疾病的一個良方，也是現代人健康長壽的養生聖經。

由於生活節奏越來越快，競爭壓力越來越大，現代人突然成了追趕時間的忙人，

而時間又太快了，所以人總是流連於堆積如山的資料、文件、課本之中，徘徊於酒店各色餐桌的應酬、歌廳裡熱情奔放的K歌……如此，何時才能找回心底的那片悠然與恬淡？不懂得恬淡虛無的人，總是要受到自然的懲罰，所以現在才有太多人處於亞健康狀態，甚至有的已經出現了危險的健康狀況。所以建議每個人都要注重恬淡虛無的養生準則，保持心平氣和的生活，使精神保持專一，不為身外之物而擾動心神，如此，臟腑之精才得以有效守持而功能協調正常。總之，「恬淡虛無，精神內守」的心理養生原則，對於我們今天預防疾病、保障健康、延年益壽仍有著極其現實的意義。

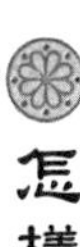

怎樣才能做到恬淡虛無呢？

第一，講究一個「靜」字。

《老子》中非常推崇一種養生思想——靜。對我們現代人來講，只要做到了心情寬鬆、平靜，少存邪欲之念，不要患得患失，就可以保持思想純平、心神平靜、情緒樂觀的狀態，就能做到「陰平陽秘，精神乃至」，這對健康是很有益的。

另外，進行適當的「靜」練習，對於培養人恬淡虛無的養生本質也有很重要的意義。比如瑜伽的冥想功、太極拳的「靜」練習等，都是不錯的「靜」養生方法。

第二，修煉「無為」。

老子講「無為」，也是讓人達到虛無的狀態，我們的人體氣機的運行是無為的，人的心純淨了，自然也就明白了無為、道法自然的妙義。「無我相，無人相，無眾生相，無壽者相」，就是讓人還虛，人還了虛，才能融進宇宙的能量，才能使自己的心身達到平衡，身體平衡了才是真健康。自身是個小宇宙，自身的太極陰陽平衡就是中道，循中道而行才能養生長生。

第三，為自己尋得一片超靜的「世外桃源」。

悠閒時，可以遠離喧鬧的都市。來到曠野，站在大片大片的麥浪中，天空是那麼的美麗，碧藍碧藍的，純淨得無一絲一縷雜質，飄於空中的朵朵白雲，就好似老爺爺做的棉花糖，散發著誘人的甜香；陣陣清風吹拂，柔柔的，帶著大自然的味道，嗅一口，就覺得它已濾去了心底的塵沙！此時整個人都是乾淨、純粹的，也是空靈、虛無的。

在平常生活中，我們若能稍加品味，總能發現很多讓自己心靈「淨無」的場景，比如樹上偶爾飄下幾朵殘花，輕輕漾漾，落到地上連一點聲音也沒有。這種意境，我們在用心欣賞時，自然會帶有那一份恬淡的情懷。當然，在繁忙的都市，偶遇毛毛細雨，雨細得連看也看不見，衣服卻分明覺得微微濕潤。這種「細雨濕衣看不見，閑花落地聽無聲」的意境，同樣讓人收穫一份恬淡。

另外，對於不開心、不高興的事，看不見、聽不見——在爾虞我詐、勾心鬥角、爭權奪利以求自保中，堅守那一份無瑕的情感——不等於無所作為，而是一種恬淡虛無的處世之道、養生之道。

養心小叮嚀：

自心修得一份寧靜，點染心靈幽泉的荷，讓我們與心靈的守護者對話，找回那份失落的「執心恬淡，無染纖塵」，也讓自己的心靈在恬淡虛無中淨化、昇華，讓靈魂悠然棲息於雲間。如此，我們便能獲得一種平和的心態、一個健康的身體，我們的人生才會更加精彩！所以，恬淡虛無是一種養生的手段和方法，是值得我們一生追求的幸福生活方式！

性格決定命運：揭祕《黃帝內經》中的五類性格

$y = kx + b$ 是一次函數解析式的套用公式。當我們用數學的眼光看它時，y 是函數，x 是引數，k 是斜率，而 b 就是常量。但是當我們用另一種眼光看它的時候，那麼 y 是命運，k 是人們的性格，x 是男人或女人，那麼 b 就是一些人生中的變故。也就是說，人的命運是由他的性格和他一生中遇到的一些變故所決定的。

人的境遇和變故，一半是天意，一半是性格使然。所以天意難違，但是性格則可以決定自己在遭遇變數時處理事情的心態、行動、決策等。性格好的人處理問題更得心應手；性格不好的人面對問題，可能會膽怯、逃避、處事極端等。所以，人活一世，天意難違，變數難料，但是性格決定命運，決定處理問題的方式，甚至決定自己的健康與否。性格好的人，總會比別人多一份成功，更受人愛戴，比性格不好的人更多一份健康。所以我們人人都要修煉自己的性格。

不過，人的性格有先天的，也有後天環境培養的。在《黃帝內經・靈樞・通天》中，根據身心之陰陽兩種特性的匹配關係，把人的性格劃分為五種類型，稱為「五態人」。下面用表一－二來跟大家說明這五種人的性格。

五態人	《黃帝內經》性格特徵	性格特徵之古文今譯
太陽之人	太陽之人，居處於於，好言大事，無能而虛說，志發於四野，舉措不顧是非，為事如常自用，事雖敗，而常無悔，此太陽之人也。	陰陽匹配關係為多陽無陰。其基本性格特點是：隨意自得而不拘謹，喜歡高談闊論，沒有真實本領，常常言過其實，志向遠大，但不切實際，常過於自信而意氣用事，雖遭失敗也不知悔改。這類人的心理健康一般都處於較低水準。
少陽之人	少陽之人，諟諦好自貴，有小小官，則高自宜，好為外交而不內附，此少陽之人也。	陰陽匹配關係為多陽少陰。其基本性格特點是：處事精細謹慎，自尊自重，擅長人際交往，不願默默無聞地埋頭工作，站立時頭仰得很高，行走時慣於左搖右擺。這類人的心理健康處於一般水準。

表 1-2

五態人的性格特徵

陰陽平和之人	陰陽和平之人，居處安靜，無為懼懼，無為欣欣，宛然從物，或與不爭，與時變化，尊則謙謙，譚而不治，是謂至治。	陰陽匹配關係為陰陽和諧平衡。其基本性格特點是：生活平靜安穩，不介意個人名利，不驚恐憂慮，不過度興奮，一切順從自然，不爭勝好強，善於適應環境，不固執保守。這類人的心理健康處於最佳狀態。
太陰之人	太陰之人，貪而不仁，下齊湛湛，好內而惡出，心和而不發，不務于時，動而後之，此太陰之人也。	陰陽匹配關係為多陰無陽。其基本性格特點是：貪得無厭，為富不仁，喜歡索取，厭惡付出，處心積慮，不動聲色，只顧自己，不識時務，見風使舵。這類人的心理健康也處於較低水準。
少陰之人	少陰之人，小貪而賊心，見人有亡，常若有得，好傷好害，見人有榮，乃反慍怒，心疾而無恩，此少陰之人也。	陰陽匹配關係為多陰少陽。其基本性格特點是：貪圖蠅頭小利，長存害人之心。有幸災樂禍之心，見到別人有所失，就像自己有所得；常懷嫉妒之心，見到別人獲得某種榮譽，自己反而感到憤怒不平。這類人的心理健康也處於一般水準。

《黃帝內經》中所闡述的五種類型與心理健康的對應關係不是絕對的，雖然性格本是人的天性，但環境卻能改變一個人的性格。比如對女性而言，壓抑的環境讓人覺得窒息，使她們的性格抑鬱寡歡，性格孤獨。但是，為了生存，她們的性格也會隨著環境、地位、時間的變化而變得堅韌起來，如果為了名利、權力而變得狡詐、貪婪、兇狠，其結局肯定是悲慘的。也就是說，性格的改變，環境是原因之一，自身意志、心志是最主要的。所以無論你屬於「五態人」中的哪一態，修煉自己的良好性格都是很有必要的。

養心小叮嚀：

智商固然重要，但性格在人生的奮鬥歷程中更為重要。對於成功的奮鬥人生來說，具備一種良好的性格比任何其他條件都更為關鍵。命運並非不可捉摸的東西，它只是性格的反映。若想改變自己的命運，必須首先改變自己的性格。性格改變了，命運也就隨之改變了。塑造性格的主動權掌握在自己手中，應好好把握！

「於整體之中求和諧」的《黃帝內經》養生觀

在《黃帝內經》中有一個很重要的養生思想，即「天人合一」，認為有關心理健康的思想，「和諧」是最重要的。其具體內容可歸納為情志和諧適中、欲求適度、認知和諧、個性和諧、心理與環境和諧、心身和諧等。大凡懂得養生的人，都懂得「天人合一」、「於整體之中求和諧」的健康養生理念。

萬物之中，人為最靈，能夠認識掌握自然之道，遵循自然規律而不妄為，追求人與自然的和諧、平衡，進而對自然萬物付出關愛和保護，對自己修煉到心身合一。那麼，這樣的人絕對是個智者，是個聰明的健康人。

其實，我們都應該學學道教派的人士。道家人絕對都是「天人合一」和「於整體之中求和諧」健康養生理念的推崇者和擁護者。道教的建築環境都符合「天人合一」

的和諧理念，我們所看到的道教宮觀，無論是在山林之中，還是在都市、城鎮，都十分注意殿宇建築之間的協調，注意與周邊環境之間的協調。尤其是山林之中的道觀，歷代道教徒都能自覺綠化造林，美化周邊環境，所以道觀內外蒼松翠柏、綠樹成蔭、植被青翠，這是道教對自然的關愛和保護的具體體現。即使是一些處於鬧市紅塵之中的道觀，仍然是世人公認清心宜人的淨土，環境優美的淨地。因為，道教認為，天地是人類賴以生存的基礎，自然萬物是人類的朋友，也是人類生存必需的條件。如果沒有自然萬物與人和諧共生，人類也不可能獨立存在下去。這是自然萬物生存和發展的規律，也是道教「天人合一」和諧理念的具體體現。當然我們不是提倡人人都去信奉道家，但是我們應該學習道家這種「於整體之中求和諧」的自然養生精神，要遵從一定的自然法則，從而達到人與環境和諧共處的境界，有益於滋養我們的身心。

除了學習道家人的養生理念，作為普通人，我們更應該從自身的心境中來修整「於整體之中求和諧」的健康養生理念，注重身心與周圍環境的和諧統一。

我有一朋友，原本是某學校裡的校長，身體一直很好，但因為種種原因，最後被免職，成為普通員工，他的心理就特別不平衡，認為是有些人故意整他。面對榮譽的失落和崗位的調整，他幾乎天天抽煙喝酒，鬱悶之極，無心工作。結果不到一年，就因為逐漸加重的胸悶，最後被確診為胸腔佔位性病變，原發症不明。應該說，他的患病和心態的嚴重失衡是有密切關係的。我們應該明白一個道理，上蒼基本上是公平的，這個世界上從來都是有得必有失，有失必有得。這就好比中醫的陰和陽。沒有絕對的陰，也沒有絕對的陽，陰陽總是相伴相隨，不可分割的，這也應了「於整體之中求和諧」的健康養生理念。對周圍的人和事持一種寬容的態度，同時也不要給自己太大的壓力，要樂觀地面對身邊所發生的一切，要相信自己就是最棒的，如此，我們才能重新振作，並透過努力成為自己命運的主人。

現在的時代，生活節奏日漸加快，社會競爭日趨激烈，生存壓力不斷增大。青少年有繁重的課業負擔；年輕人有養家糊口的重任，還有很多人要面臨就業、創業、買房子等巨大壓力；中年人則上有老、下有小，肩上扛著一大家子人的生活重擔，且人到中年身體又處在「多事之秋」；老年人看似沒什麼壓力，但身體已經一天不如一天，容易生病，多少也有面對死亡的恐懼。總之，人在世一輩子，時時刻刻都會緊繃著一根弦，這是事實，我們也無須迴避，但這根弦不能繃得太緊，否則對健康有極大的損害。

如何緩解緊張狀態

第一，要有一個良好的心態。

要認知「於整體之中求和諧」的健康養生理念，遇到事情和壓力的時候，不妨樂觀一些，學學波蘭年齡最大的老壽星——一百一十五歲的雅尼娜．艾茲維科夫斯卡。她是有名的遇事想得開的老太太，她的大半生都是在戰亂、貧困中度過的，但她堅強、自信，從不悲傷，身心沒有被摧垮，活到了一百一十五歲高齡。

第二，要懂得「於整體之中求和諧」的養生大法。

作為一個人，還要懂法——懂得「於整體之中求和諧」的養生大法，悉心照顧自己的周圍環境，悉心呵護自己的身心狀態與周圍環境的和諧。每天都關注自然，關注環境，讓自己以最舒適的狀態在自然、環境中生存，不以物喜，不以己悲，力求心理與環境的協調統一，心理與軀體功能的協調統一。和風細雨地過好每一天，你就能健康、長壽！

第三，當自己的欲求受挫時，可從實際出發做出選擇。

如果自己的欲求受挫，可從實際出發做出選擇，而不是任憑負面情緒的驅使。聰明的健康者都能儘量將自己的內在欲求與外在要求相結合，並且有自知之明，能對自己的能力、性格、優缺點做出恰當評價，不會對自己提出苛刻的、過分的期望與要求，因而能夠悅納自我，對環境中的人、事、物的認知也會客觀、理智、中肯地評價。如此，既能與現實環境保持良好接觸，又有高於現實的理想，不沉迷於不切實際的幻想和奢望中，也較少有對自己、他人、環境事件的認識的衝突，所以能心境平和，情緒穩定。這樣的人才有一個完整、協調、和諧的身心狀態，才能與環境和諧統一，定能健康長壽！

養心小叮嚀：

無論是「天人合一」的和諧理念，還是「於整體之中求和諧」的《黃帝內經》養生觀，對於人們追求身心健康的激勵是積極向上的，也是與現代社會相適應的，都是社會需要提倡和弘揚的。尤其對於個人的身心健康，提高生命品質具有十分重要的指導意義。

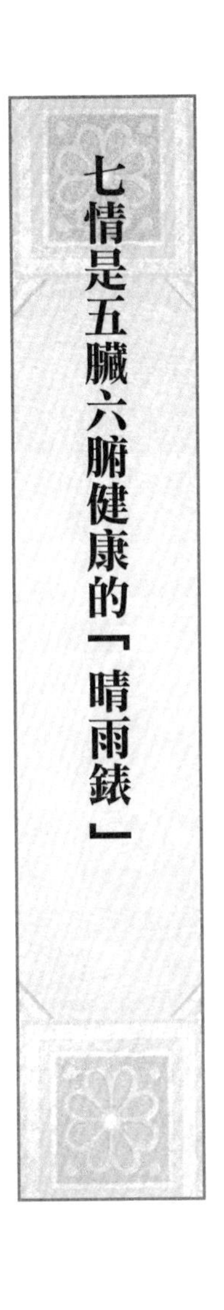

七情是五臟六腑健康的「晴雨錶」

生活中，我們常聽見有人這樣說：「氣死我了，氣得我肝疼！」雖然這是很多人在生氣時順嘴說得一句「調侃」，但是從中醫的角度來說，七情絕對與內臟的健康有關，七情也是五臟的健康「晴雨錶」。

大家都看過《紅樓夢》，現代人給林妹妹診斷的疾病為肺結核，因為她肺不好，肺主憂，主悲，所以她老是鬱鬱寡歡，老是哭！哭是肺不好的特點，相反過悲過憂也傷肺。所以悲憂情緒要收斂些，才能養好肺。

我有一位老病號，得的是肺氣腫，來我這兒看了好幾個月的病。每次來總對我說：「大夫，我看見你，我就想哭！」說著說著，眼淚就吧嗒吧嗒往下掉。我說：「沒事，等你的病治好了，就不哭了，因為你肺上有毛病了，肺和悲這個情緒直接相關聯，所以你愛哭，以後病治好了，咱就不哭了！」所以，家裡有肺病患者，愛哭，家人要能夠理解，多給予包容和開導。

在《素問．陰陽應象大論》中有：「怒傷肝」，「喜傷心」，「思傷脾」，「（悲）憂傷肺」，「（驚）恐傷腎」之說，可見七情對於人體的健康危害有多大，直接傷及內臟。這同樣說明七情與五臟有很大的關聯。下面我們就一起來看看《黃帝內經》中所講的七情與五臟六腑相對應的關係。

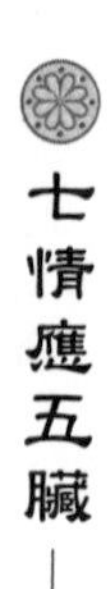

七情應五臟

第一，怒傷肝。

《素問．本病論》說：「人或恚（ㄏㄨㄟˋ，憤怒）怒，氣逆上而不下，即傷肝也。」過怒，引起肝氣上逆，肝陽上亢或肝火上炎，耗傷肝的陰血，對健康不利。所以愛發怒的人要多養肝，吃一些舒肝解鬱的食物，如香蕉、薏仁、綠色食物等。

第二，喜傷心。

可能有些人說，喜多好呀，可是過喜、狂喜就成問題了，會傷心。《儒林外史》中范進中舉的故事，就深刻地說明了這一點。范進多次不中舉，生活很清貧，猛然間得知喜訊——自己中舉了，狂喜，喜狠了，痰湧上來，迷了心竅，所以人就瘋了。《醫碥．氣》說：「喜則氣緩，志氣通暢和緩本無病。然過於喜則心神散蕩不藏，為笑不休，為氣不收，甚則為狂。」心藏神，心神散蕩，喜笑不休則傷心。所以不要過喜，禁忌狂喜，以養心。

第三，思傷脾。

生活中肯定很多人都會有這樣的經歷，在某件事上過於憂慮、思考，或者過於思念某個人。比如情人得相思病時，都不想吃飯。這是典型的思傷脾事件。在《醫述．卷七》說：「思則氣結，結於心而傷於脾也。」就如《醫學衷中參西錄．資生湯》中所說：「心為神明之府，有時心有隱曲，思想不得自遂，則心神拂鬱，心血亦遂不能濡潤脾土，以成過思傷脾之病。」所以，思慮過多，必定對脾不好，要注意放開胸懷，轉移注意力，忌過思以養脾。

第四，憂（悲）傷肺。

前面的林妹妹事件說得已經很明白了，這裡就不多說了，只奉勸各位，要想肺好，千萬千萬要開心。

第五，恐（驚）傷腎。

腎不好的人，愛恐懼。我有一位朋友，慢性腎功能衰竭。你一看她就感覺她屬於那種膽小如鼠的人。記得有一次她跟我說：「我現在最怕接電話，一接電話，就怕出事。」可能一般的人聽了這話覺得不可思議。可是對於當醫生的人來說，她的這種現象是情有可原的。因為腎主恐，所以腎不好的人，愛恐懼，而恐懼過度，耗傷腎的精氣，對健康也不利。

總之，七情內傷是以外界刺激引起情志異常為主因，作用於內臟導致內臟陰陽氣血失調而發病。同樣，七情又是內臟健康與否的晴雨錶，透過人的情緒可以知道人的內臟健康情況。

不過，還要指出的是，雖然情志傷對臟腑有一定的選擇性，但不能機械地認為怒只能傷肝，喜只能傷心，等等。因為人體是一個有機的整體，情志活動又複雜多變，而總統於心，故《靈樞・口問》說：「心者，五臟六腑之主也……故悲哀愁憂則心動，心動則五臟六腑皆搖。」所以，七情傷及五臟，也刺激六腑，如：鬱怒傷肝，肝氣橫逆，又常犯脾胃，出現肝脾不調、肝胃不和等。這些都說明七情作用於人體的五臟六腑，任何一種壞情緒，對臟腑的健康都不利。

養心小叮嚀：

再次提醒大家要遵從《黃帝內經》中「恬淡虛無，真氣從之，精神內守，病安從來」的養生思想，保護身體，不狂喜、不大悲、不嗔怒、不驚、不憂、不恐，以此來修養健康的身心，長命百歲！

第二章

百害因於病之祕

——七情與五臟的相互影響與解決之道

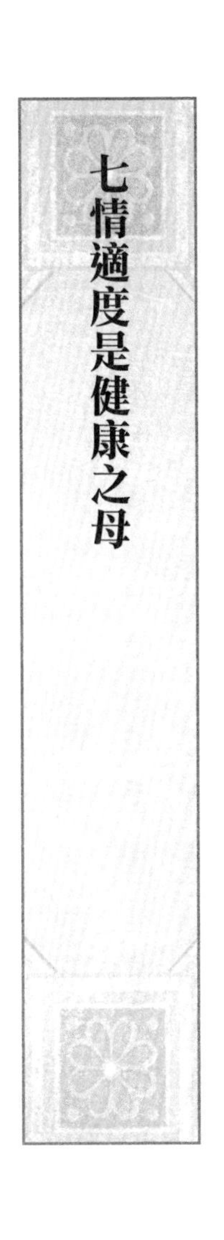

七情適度是健康之母

人有七情，這是人的內因外因共同決定的，且是不可避免的。適度地出現七情的變化是必要的，也是健康的。《素問．陰陽應象大論》中說「怒傷肝，悲勝怒」；「喜傷心，恐勝喜」；「思傷脾，怒勝思」；「憂傷肺，喜勝憂」；「恐傷腎，思勝恐」，此為中醫精神治療的原則之一。同樣，給我們的一個提示是，七情的出現是對健康有益的，可以平衡人體陰陽的平衡。但是不可過，過了，對身體健康就有害。就如《靈樞．百病始生》中所說：「喜怒不節則傷臟，臟傷則病起於陰也。」所以要順從自己每日的生活，允許自己的情志或喜或悲地變化，但是不要波動太大，以平和不過度為主。

前段時間，在家看一份健康雜誌，上面提到，在發達國家，心理學治療法提倡不積累感情勢能，即心理上受到的外界刺激，一定要與承受力保持平穩。因為感情的激升或失落，會使人處於失調狀態，造成感情勢能，其潛在的能量超過一定限度時，就會造成生理代謝紊亂，免疫功能降低，勢必引發或加重某些疾病的病情。我看到這個觀點後，很是認同。其實我們中醫早就有過此提倡，就像《黃帝內經》中關於這點的提倡和建議，以及養生的準則提得太多了。總之一句話，過猶不及，尤其是在情志養生時，「喜怒不節則傷臟，臟傷則病起於陰也」。所以，在工作或生活中，大家要學會釋放感情，懂得拒絕與取捨。從精神上保持良好狀態，以保障機體功能的正常發揮，最終達到防病健身、延年益壽的目的。

怎樣保持七情適度？

第一，少怒。

怒是七情中最強烈的一種情緒。喜怒哀樂，人之常情，生活在充滿矛盾的世界裡，誰不曾遇到過生氣彆扭、令人氣憤發怒的事呢？然而，發怒，無論從人體養生還是社會倫理上講，都是百弊而無一利的。歷史上諸葛亮三氣周瑜的故事人人皆知，周瑜在惱恨暴怒之下，口吐鮮血而亡，多麼可悲呀，因怒丟了性命，悲哉悲哉。而清朝的欽差大臣林則徐則在堂上高懸著「制怒」警言，林先生是明智的，值得我們每個人學習。其實，制怒說到底，就是一個方法——「自制」。當要發怒時，首先想想這種情緒對於自己的健康是極為不利的，要自己有意識地去制怒；然後，有意躲開一觸即發的「觸媒」——發怒的現場、爭吵的對象，到其他的地方幹點別的事情。另外，也可以深呼吸，或是摔打東西、大吼幾聲等。方法雖很多，但環境不同，不一定全都適用，但是認識發怒的危害、避開「觸媒」和自我暗示激勵則是最重要的制怒方法。

第二，少欲。

「恬淡虛無，真氣從之……」一個人無欲無求，就不會有七情的攪擾。當代著名作家冰心也認為「人到無求品自高」。這說明，恬淡寡欲是一種崇高的養生境界。有了淡泊的心志，就不會在各種欲望中隨波逐流，就不會對身外之物得而大喜，失而大悲。也就不會對世事他人牢騷滿腹、攀比嫉妒。淡泊的心態使人始終處於平和的心態，保持一顆平常心，頤養天年。人不可能沒有物質和精神的需要和追求，但這種追求要從實際出發，切勿脫離主客觀條件，甚至想入非非，最終因失望而痛苦，憂思成疾而影響健康。因此，會養生的人都會減少個人私欲，淡化名利。

第三，心存感恩，與人為善。

心存感恩的人，總是能以平和的心態對待別人，能與人為善，能與別人友好相處，心中會長存愉悅之感。人在工作、人際交往中，吃虧、被誤解的事總是不可避免的。面對這些生活中的小挫折、小插曲，心存感恩的人都能寬容別人，與別人友好相處。並且心存感恩之人，與人為善，也樂於對人敞開心扉，心理上也會常有輕鬆之感。

養心小叮嚀：

心存感恩、心存善良的人，會始終保持泰然處之的心理狀態，這種心理狀態能把血液的流量和神經細胞的興奮度調至最佳狀態，從而提高集體的抗病能力。所以，感恩、善良是心理養生不可缺少的高級營養素。

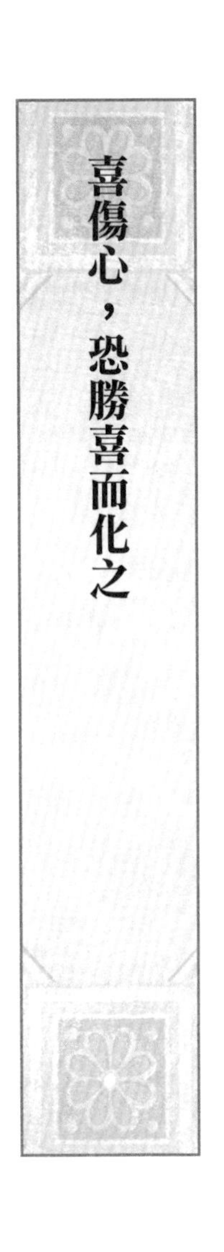

喜傷心，恐勝喜而化之

喜悅本來能使人氣血調和，精神振奮，對人有益。但暴喜，即突如其來的驚喜或過分的大喜，也是一種強刺激。比如一個人一下子中了二千萬元，肯定會狂喜，甚至會喜極發瘋，喜極喪命。這樣的例子絕不是誇張，而是事實。比如前一段時間聽一朋友講，安徽的一個彩迷一下子中了五百萬人民幣的大獎，結果，一高興，一激動，血壓上來了，當下立刻中風，摔了一跤，不久便與世長辭了。認識他的人都歎息他是個無福之人，可悲可歎！

歷史上這樣的過喜而發瘋、猝死的例子並不少見。就如前面我們說過的《儒林外史》中的范進，因過喜而精神失常；還有程咬金，他在九十大壽的筵席上，皇帝、滿朝文武和滿堂兒孫齊來拜壽，他想起瓦崗三十六英雄都已不在人世，惟獨他還活著，並享受這種殊榮，過喜大笑三聲殞命，如此等等。雖然這些人、這些事感覺很玄乎，但就中醫科學的病因解釋來說，是符合科學道理的。

因為人在大喜時，大腦受到過喜的刺激後，交感神經興奮，會釋放大量腎上腺素，心率加快，血壓升高，呼吸急促，體溫上升，如果超過了人的適應能力，就會造成體內紊亂。特別是對有高血壓和心臟病的人，更是一種嚴重威脅。嚴重者可能會造成血管破裂甚至心臟驟停而死亡，也可能造成思維紊亂，乃至精神失常。所以，在日常生活中，當大喜臨門時，要注意控制自己的感情，不要過分激動，不但要防「氣死人」，還要防「樂死人」。

另外，如果一個人高興到傷「心」而不能自行緩解時，可以試著用「恐」來幫助其化解。比如范進中舉喜極發瘋後，他老丈人扇了他一巴掌，把他打醒了。因為人們知道范進怕老丈人，所以就叫老丈人打他（嚇唬他），把他給打醒了。

在《黃帝內經》中，如《素問．陰陽應象大論》說：「喜傷心，恐勝喜。」這是用五志與五行的配屬關係，用五行相剋原理，糾正情志的偏頗，此為中醫精神治療的原則之一。

具體來說，則是心在志為喜，腎在志為恐。心屬火，腎屬水。水能克火，所以水就勝火。「勝」就是超過或勝出的意思，比如貓吃老鼠，我們就說貓比老鼠厲害，換句話就是「貓勝老鼠」或「貓剋老鼠」。既然說「水勝火」，又說過「心屬火，腎屬水；心在志為喜，腎在志為恐」，所以說「恐勝喜」。所以當喜極傷心時，用恐來嚇之，則是可以幫助治情志病的。

養心小叮嚀：

當你遭遇「喜傷心」的情況時，一定要記住，不妨試試「恐」治「喜傷心」疾病的小方法，說不定會產生意想不到的效果。

怒傷肝，悲勝怒而制之

我們的祖先早在幾千年前就知道「怒傷肝」的道理，知道「怒是猛虎，欲是深淵」。《神雕俠侶》中講郭芙年少的時候不能忍受楊過對自己的忽視，一怒之下，砍斷楊過的一條手臂，砍出了那一輩子都無法抹去的遺憾。而吳三桂更是一怒之下，打開城門，放清兵入關，釀成歷史大事件。人在暴怒的狀態下，喪失理智，失去分寸，做出愚蠢之事而導致的惡果，於生活與事件無半點好處。

我曾經看一本健康雜誌上有這樣一個實驗，研究心理狀態對健康的影響。美國生理學家愛爾馬把一支支玻璃試管插在有冰水的容器中，然後收集人們在不同情緒狀態下的「氣水」。結果發現，當一個人心平氣和時，呼出的氣溶於水後是澄清透明的；悲痛時水中有白色沉澱；發怒時有紫色沉澱。他把人發怒時呼出的「發怒水」注射在大白鼠身上，幾分鐘後大白鼠就死了。由此可見，發怒時，人的生理反應是多麼強烈，分泌物比任何情緒時都複雜，都更具有毒性。

雖然這是西醫為我們證實的觀點，但就中醫的觀點來說，脾氣不好、容易生氣發怒的人，往往有肝臟功能失調乃至器質性病變的可能。因為「肝主怒」，不良的情緒刺激會導致肝臟損害，而肝臟損害又會加重情緒失衡，也會給身體帶來很大的健康危害。

中醫學認為，怒首先傷肝，因為肝有升發透泄的功能，主管全身氣機的舒暢條達。怒則氣機鬱滯不通，不通則百病始生，比如：

- 大怒會直接損害肝實質，破壞肝貯藏血液和調節血量的功能。
- 某些心血管病患者，也會因為大怒導致心肌梗塞；或者大怒時血管收縮，舒張壓明顯上升，收縮壓也可從正常的一百二十毫米汞柱猛升到二百三十毫米汞柱以上，使一些人當場發生腦中風。
- 大怒會影響消化功能。因為大怒時胃黏膜充血，胃酸分泌過多，胃蠕動減弱，食欲減退，消化功能減低，還很容易發生胃潰瘍。

- 大怒時還會直接影響大腦的功能，發生神經衰弱、反應性精神病，甚至誘發精神分裂症等。
- 大怒還是癌症形成和惡化的重要因素之一。

所以一定要避免發怒，要學會自主調節情緒，學會養肝。用寬容、平和的心態對待周遭的人和事，要正確地認識自己，適應環境，學會交流，善於溝通，這是養肝的重要內容。

當遭遇發怒的誘因時，及時把積聚在心中的不良情緒通過適當的方式發洩出去，以儘快恢復心理平衡。有人調查過八十歲以上老人的長壽秘訣，結果發現其中百分之九十六的壽星都是性格開朗的。性格開朗的人不容易發怒。

很多女性朋友愛生氣，愛發怒，時間長了，就會產生疾病。女性朋友的情志病、肝鬱氣滯病等都要比男性朋友多。

記得有一患者，一進門診室，就幽幽地跟我說：「大夫，我這病是氣的！自從上次跟我老公吵完架之後，就覺得兩脅痛，肚子脹，肚皮上感覺有刺痛！」我說：「你知道啊！那為什麼還要生氣、發怒呢！下次跟你老公說，吵架時，把你氣哭了再走，不然的話，對你身體不好！」患者很不解，還以為我開玩笑。可能很多讀者看到這兒也會覺得不解。

其實，肝主怒，當倆人吵架、生氣的時候，你怒氣滿胸，這時候肝氣非常旺盛。如果這時候吵架的對手走了，你沒有發洩的管道了，你這個氣就淤滯在裡面了，沒法發洩了，發洩不出去，淤久就會化熱，對身體不好。可是你一旦氣哭了，肺氣就旺盛起來，它就把肝氣平下去了。因為中醫說，肺和肝對應的五行是金和木，它們有相互制約的關係。當肺氣旺盛起來的時候，肝氣就平下來了，不信大家可以試一試。當你特別鬱悶的時候，你就找個沒人的地方大哭一場，哭完了你馬上會覺得舒服。這正應了《黃帝內經》中「怒傷肝，悲勝怒」的養生觀念，對養護肝臟有益。

當然，我們說七情過激都不好，即便是「怒傷肝，悲化之」，但是你想過沒有，過悲還傷肺呢！所以我還是建議大家，保持平和的情緒是安身保命的養生正道。另外，還要提醒大家，除了用上面的方法來養護肝，還要注意從生活習慣和飲食習慣方面來養護肝臟。

第一，要形成良好的起居習慣。

中醫理論中，晚間十一點到次日淩晨一點為肝臟工作的時間，如果這個時間不睡覺，就會使其工作負荷過大，久而久之，損害肝臟。所以要養好肝，就一定要睡好子午覺，並且儘量睡足八小時，保證睡眠的時間和品質。

第二，要適當吃些溫補肝陽的食物。

比如蔥、蒜等要適當多吃些。而且中醫講究青色入肝，所以要多吃一些綠色蔬菜，如綠葉菜中的油菜、菠菜、油麥菜等。飲料則應以各種新鮮果汁為好，優酪乳、玉米汁等也對肝臟有益，而各種酒類應儘量少喝或不喝。

第三，要適量運動以保肝。

適當的運動，如散步、慢跑、太極等也都是補肝養肝者很好的選擇。另外，六字訣中的「噓」字功對養肝也很有益。動作如下。

晨起，面朝東站立，兩腳自然分開，與肩同寬，兩膝微屈，頭正頸直，含胸收腹，直腰挺背。兩手臂自然下垂，兩腋虛空，肘微屈，兩手掌輕靠於大腿外側。全身放鬆，兩眼睜開，平視前方。年老體弱或因病不能立者，可改坐位。

採用腹式呼吸，呼氣時收腹、提肛，人體重心略向後移，腳跟著力，足趾輕微點地；吸氣時兩唇輕合，舌抵上齶，腹部隆起。呼吸要自然均勻，用鼻吸氣，用口呼氣。

站定放鬆，呼吸調順後，兩手緩緩上提（掌心向上），經腰上肩，過頭頂後，兩手重疊，右手掌覆在左手掌上，掌心向裡，輕壓在枕後，頭慢慢轉向右側，微向右上方仰起，上半身隨之稍微向右側轉，轉動過程中慢慢吸氣，待轉至右側，頭仰定，兩目怒睜，用力呼氣，同時發出「噓」字音。

「噓」畢，頭慢慢轉向左側，微向左上方仰起，上半身隨之稍向左側轉，轉動過程中慢慢吸氣，待轉至左側，頭仰定，兩目怒睜，用力呼氣，同時發出「噓」字音。如此左右反覆三遍，共噓六次。此後，兩手向兩側移開，緩緩放下，自然下垂，兩手掌輕靠於大腿外側。

噓後調息，改用正常呼吸，但仍應堅持鼻納口吐，平定情緒。息心靜思，兩目微閉，兩唇輕合，舌抵上齶，上下齒輕輕相叩三十六次。在叩擊過程中，口中生津，用力猛咽，以意念送至腹部丹田。噓氣後調息的目的在於補益因噓以後耗損，補養體內正氣，促進生長。

養心小叮嚀：

歷代養生家認為，春天養肝宜練「噓」字法，春噓明目扶肝。練「噓」字法，不僅可以養肝明目，還可治眼疾、肝虛、肝火旺、肝腫大、肝硬化、食欲不振、消化不良等症。所以，有興趣的朋友不妨試試。

思傷脾，怒勝思而解之

前段時間，老朋友老高打電話過來向我求助，他說他老伴又因為想孫子，兩三天都不出臥室，躺在床上哭，飯也不吃，看著日漸消瘦的老伴，老高的心裡如貓抓。

先不說我怎麼解決老高的事，在這裡給大家來個小插曲：老高的孫子七歲了，從小都是跟爺爺奶奶一起長大的，老人本來就疼孫子，並且孩子的父母都在國外，可想老兩口對孫子有多寵愛。可惜，孩子在五歲時因高燒不退，被診斷出白血病。經過國內國外、中西醫等多方治療，最後勉強維持了兩年，孩子還是走了。所以雖然離孩子過世快半年了，老高夫妻對此事還是沒有辦法釋懷，尤其是老高的老伴，動不動三天兩頭不吃飯，鬱鬱寡歡。原來開朗、漂亮的老太太，現在瘦骨嶙峋、憔悴不堪，旁人看了，都為之動容。而我也就自然成了老高經常求助的對象。

當晚聽了老高的求助，我實在受不了了，跟老高說：「你吼老嫂子幾句吧！你跟她吵架也行，你倆都把自己的心裡話吼出來，尤其要讓她把自己心裡的話說出來，喊出來！」老高不理解，但是還是照辦了。

據說，當天老高的情緒也很激烈，老伴更不用說。夫妻倆吵著，哭著，把這兩年來積壓在心中的苦悶，全都吼了出來。從那以後，老高夫妻像換了一對人似的，也比以前更加恩愛了，老伴也不再整天以淚洗面了，似乎釋然了。

可能很多人不理解，我為什麼要這麼建議老高。其實，這並不是我在處理問題時帶著情緒來信口開河，而是有中醫科學養生依據在裡面的。《素問·陰陽應象大論》中有「思傷脾」的說法，即思慮過度會影響到脾臟。一個人多愁善感，老是在考慮問題，考慮得太多往往不思飲食，或者飲食不和，這就影響到脾胃。脾是主運化的，飲食水穀精微到了脾胃的時候，就要靠脾胃的運化。如果脾的運化功能失調，由於脾氣鬱結，久則傷正，運化失常，就會給人的健康帶來危害。所以，不要過於憂思。另外，在《素問·陰陽應象大論》中說：「思傷脾，怒勝思。」所以，我建議老高用吵架這種怒的方式刺激他老伴發怒，繼而把心裡的「思」「倒」出來，這樣，就把她的「病」治好了。這同樣是根據五志與五行的配屬關係，用五行相剋原理來糾正情志的偏頗，即「思傷脾，怒勝思」，此為中醫精神治療原則的妙用。

當然，在我們得知「思傷脾，怒勝思」的精神治療原則後，我還是同樣建議，不到萬不得已，不要用這一招。我們還是要通過一些合理的方法來養好脾胃，以達到健康長壽的目的。

第一，要節制情志。

思慮過度，脾氣鬱結，所以易出現食少納呆、胸脘痞滿腹脹便溏等症。治宜解憂思為主。當有引起你憂思的誘餌時，轉移關注的目標是最有效的解憂思方法。另外，到戶外去欣賞大自然的美景，或是多和別人溝通，向別人傾訴自己的憂思等，都可以幫你化解憂思，調解情志，以助養身心。

第二，要注意補益脾氣。

脾氣即消化水穀精微之氣，是人體之氣的重要來源。如果脾氣虛弱，人的全身就會出現氣血虛熱的情況，繼而導致身體出現各種不良的症狀。所以要補益脾氣，比如山藥、紅棗、芡實、蓮子肉、豆類製品等都是補益脾氣的好選擇。另外，甜味益脾，所以適量吃些甜味食物，也是補益脾氣的重要食物。並且一些藥物，如黨參、太子參也是補脾肺元氣的佳品，可以在醫生的指導下適量選擇。

第三，也可以通過揉按脾經來健脾，並且這是一種最安全有效且持久的方法。

脾經穴位總圖如圖二—一所示。

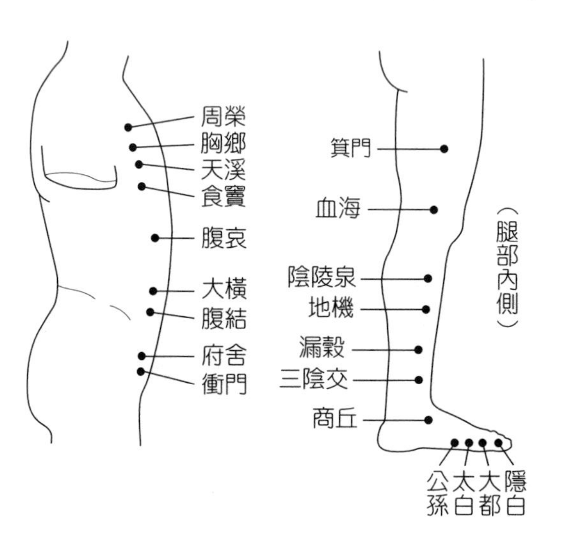

圖 2-1
脾經穴位

按摩方法是循經按摩，每天按十五至二十遍即可。但是要注意堅持，不妨把每天按摩脾經當做一種養生保健的習慣，相信這對你的一生來說都受益匪淺。

養心小叮嚀：

憤怒雖然是一種不良的情緒，但它屬於陽性的情緒變動，因此對憂愁不解而意志消沉、驚恐太過而膽虛氣怯等屬於陰性情緒變化所致疾病，均可用激怒療法治之。

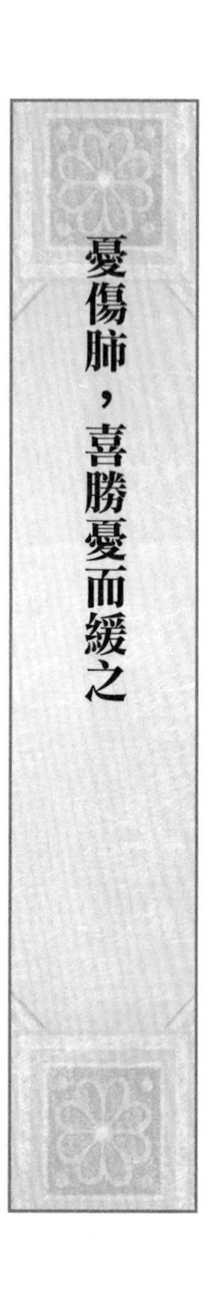

憂傷肺，喜勝憂而緩之

憂是人們對某些不順意、不愉快的事情產生的一種擔心、憂鬱、愁悶的情志反應。一般來說，憂作為一種情志活動，是人體對外界事物的一種正常應答反應，不會對身體構成危害。並且，暫時而輕度的憂傷有助於人在思想上獲得正確的認識，對身心健康有一定益處。比如，當一個人在遭遇失敗後，如果一點憂傷也沒有，或者在失去親人後，一點憂傷之情也沒有，那是不正常的，姑且稱其為麻木不仁也不為過。

但是，當一個人的憂愁悲傷太過，或者持續時間過長，超過了人體自身所能調節的限度和承受的負荷，而在思想認識上又不能主動或被動地轉移這種不良情緒，憂就成為一種致病因素，對機體構成危害，嚴重者可因憂慮過度而喪命。我們反覆說的《紅樓夢》裡的林黛玉，確實是這方面的典型。

中醫學認為，情志的變化分別由五臟所主，肺在志為憂，故過憂最易傷肺，而致肺氣鬱結，肅降失常，氣機閉塞等症，正如《靈樞．本神》所說：「憂愁者，氣閉塞而不行。」

既然憂了，我們就要想辦法化之。再次來根據五行相剋的原理，用中醫情志相勝的治療方法，即根據《素問．陰陽應象大論》中「憂傷肺，喜勝憂」來治療。因為憂為肺志，喜為心志，因火能克金，而肺屬金，心屬火，所以可用心之志——「喜」來治療由肺之志——「憂」引起的各種疾患。這一方法在歷代醫案中都有記錄，最有名的是元代名醫張子和「因喜治悲（憂）」的故事：一個病人因父親被賊殺死而悲傷過度，引起心痛，且疼痛不止，其他醫生採用了許多藥物治療皆沒有效果。張子和去時，正巧碰上一個巫婆在病人家中，張子和便學著巫婆的樣子，以各種方法取笑巫婆，揭露其騙人的把戲，病人看後大笑不止。一兩天之後，病人不藥而愈。這就是以喜勝憂的典型。

在日常生活中，當人處於過憂時，亦不妨自己或在別人幫助下，去想一點令自己快樂幸福的事情，或者做一些愉快的活動，以達排憂消愁的目的。

如何做到喜從己來？

第一，與人溝通。

溝通可以改善情緒，朋友之間經常溝通，可以緩解壓力，援助心理獲得健康；家人之間經常閒話家常與未來，能促進家庭成員的關係，溫暖的親情與關愛更可以治療憂慮；員工與老闆之間的溝通，能促進彼此的瞭解與理解，使業務更快提升，工作做得更好；情人之間的甜言蜜語看似廢話，其實最有益處，傾訴、要求，甚至撒嬌發嗲都是為了釋放相思之苦。所以要多與人溝通，說出你的抑鬱與焦慮，有利於心境健康！

第二，犒賞自己。

女人常用購物的方式來犒賞自己，比如為自己買身新衣服，或是送自己一束花；而男人則較多用美食來獎賞自己，吃了一頓好飯，也極容易有幸福感。無論男女，都會因為犒賞自己而轉移情緒。所以，生活中，時不時地犒賞自己一下，能緩解憂愁，讓自己身心愉悅。但要注意符合自己的經濟實力，不要盲目花大錢犒賞自己，否則之後會更易產生憂慮。

第三，多吃富含維生素B群的食物。

如小麥麩、麥芽、動物肝臟與腎臟、大豆、糙米、蛋、燕麥、花生、胡桃等食物，可以減低體內緊張激素皮質醇的濃度，緩解憂慮情緒。總之，能讓你解除憂慮的建議很多，只要有心，你就能找到最適合自己的方法。只要善於調節，你就不會被憂慮所牽絆，就不會成為第二個「林妹妹」，就一定會陽光燦爛地開心過好每一天。

養心小叮嚀：

要發自內心地笑。一個人的面部表情，比穿著更重要，更能直接地反映人的精神狀態與生活經歷。因此，經常笑，發自內心地笑，會使我們有良好的精神面貌與生活態度。每天大笑十五分鐘對五臟六腑都是一次很好的按摩。另外，笑容經常掛在臉上，憂愁也就不會輕易「安」到你身上。

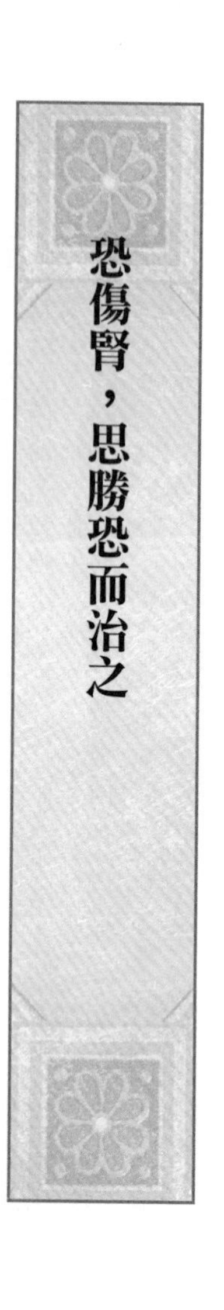

恐傷腎，思勝恐而治之

人會恐懼，這很正常，是每個人都會有的一種情緒體驗。關於「恐」的案例數不勝數。比如《達文西密碼》中的教授恐懼電梯，還有人害怕獨自一人在家，有人害怕在黑夜中一個人獨處，有人害怕空曠的地方，有人怕高，還有人害怕雷雨，害怕與人對視，恐懼與異性交談……人類的恐懼千奇百怪，因此，要戰勝恐懼，要正視自己的恐懼。

腎主恐，恐跟腎有直接的關係。《三國演義》中有這樣一則小故事，即張飛在當陽橋上一喊，就把曹操身邊那人給嚇死了。當然案例有點誇張，但是，就中醫的說法來說，被嚇死的那個人肯定腎氣虛。因為腎與恐對應，腎氣虛，就有可能被嚇死！當然大多應嚇不死，但至少能嚇他個屁滾尿流是沒問題的。生活中，我們總會聽人說誰誰誰被嚇得尿褲子了。這就是因為腎是控制二便的。當一個人過度恐懼的時候，他的腎氣就散了，腎的固攝功能就差了，腎的固攝功能一差，大小便就失禁了。所以這個問題不難理解。

同樣，我們根據五志與五行的配屬關係，用五行相剋原理，糾正情志的偏頗，用「思」化「恐」，即當人過於恐懼時，不妨想想一些憂傷的、開心的、不幸的事，以緩解心理的恐懼。要應《素問·陰陽應象大論》中的「恐傷腎，思勝恐」的養生理念。

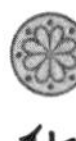

化解恐懼的四個妙招

第一，深呼吸，冥想。

深呼吸，冥想，對於緩解人的身心壓力是很有益的。尤其當恐懼時，很懂得養生的人或醫生，總會提醒恐懼之人深呼吸。這的確是一種緩解恐懼的絕好方法。平常生活中，也可以有意識地做深呼吸、冥想活動。在安靜的環境中，閉上雙眼，盤腿坐下或躺下，想像自己身在金色的沙灘上，身體受到光線的照耀，以金色的光線為主，使自己產生自信，感覺自己強大……讓自己的思緒自由想像，就能減輕焦慮、恐懼。如果再能配上一段讓人入靜的瑜伽音樂，將注意力集中於音樂，想像音樂所展現的優美、柔和、寧靜的意境，如此反覆進行，也可以減輕或消除恐懼。

第二，享受你的性愛。

良好的性生活能煥發生命的激情，舒緩疲勞，消除焦慮與恐懼，並且對治療一些情志病很有益。所以，戀人或者夫妻好好享用彼此的身體，讓身體從微細之處激發出無窮的能量，等同於享受彼此的精神，都是賞心悅目的事。但是記住不要縱欲。

第三，多運動。

運動能提升一個人的意志力，提升人戰勝恐懼的心理。比如人在運動中，奔跑、跳躍、揮拍……全身上下的肢體都得到了適當的活動，能使人保持青春活力和健美的形態，保持旺盛的精力和飽滿的情緒，還能發展人的機智、沉著、勇於拼搏、敢於勝利等品質。並且，運動還能有效解除工作疲勞和工作壓力，使人精神抖擻，容光煥發。尤其是容易焦慮或抑鬱的人，多運動能有效改善心境。出汗容易使人身心舒暢，所以，當你感到壓力重重、身心疲憊或感到恐懼時，不妨到運動場、健身房暢快淋漓一番。

第四，心理暗示。

當你感到恐懼時，你可以想像，有一個「萬能之神」在保護你，你就不會害怕了；當一個人害怕黑暗，卻又獨處黑暗時，可以想像媽媽就在身邊，或者愛人就在身邊，或者想像自己身處在一個金色的安全環境中，這樣都會減輕恐懼的心理。也可以在對疾病產生恐懼時，暗示自己：「我很好，我只是小小地病了一下而已，我馬上就會好起來！」或者「醫生說，得我這種病的人很多，現在的臨床治療很有經驗，所以沒什麼可怕的！」……在這些正面的自我暗示裡，人比較容易控制自己的負面情緒，產生正面能量，戰勝恐懼。

另外，值得一提的是，現在流行的催眠療法其實就利用了心理暗示。自我催眠由自我暗示引起；他人催眠在催眠師的影響和暗示下完成。催眠可減輕或消除病人的緊張、焦慮、失眠等身心疾病。所以，恐懼的人也可以接受這種催眠的治療。

另外要提醒的是，易接受暗示的人要注意避免負面的心理暗示，容易心生恐懼，不要在夜裡聽鬼故事，也不要在生病時聽有關疾病的治療、死亡率等。

養心小叮嚀：

避免恐懼對腎的傷害，反過來養好腎，以減輕恐懼的負面心理，是健康人生很重要的養生方式。提醒各位，一定要努力「化之」，以保證我們都有一個很好的心態和身體，讓我們快樂、健康、幸福地生活一輩子！

第三章

百病生於心之祕

——不良情緒是一切身心疾病的起源

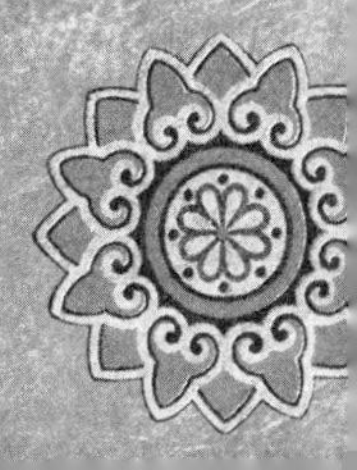

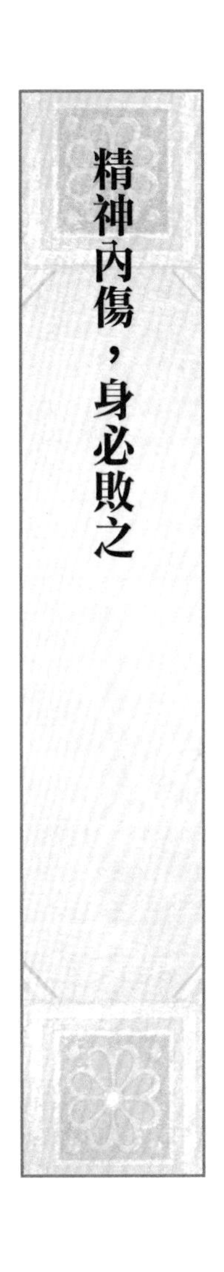

精神內傷，身必敗之

現代醫學研究發現，在一切對人體不利的因素中，最使人短命夭亡的就是不良情緒。我國最早的醫學名著《黃帝內經》中也有記載——「精神內傷，身必敗之。」由此看來，神對於生命的作用是不容忽視的。養生一定要養神，這也是養生活動中的一條基本原則。

人是一個生理和心理緊密結合的有機整體，精神和軀體在同一個生命系統中共同起著作用。消極的、負面的精神也會危害人身心健康，導致疾病。

大家可能都聽過「杯弓蛇影」的故事。說的是晉朝有個名叫樂廣的人，有一次他在家宴請好友。兩人一邊喝酒一邊談話，可是好友卻一反剛進門時的常態，好像心事重重，酒喝得很少，話也說得不多了，沒一會兒就告辭了。更奇怪的是，樂廣的這位朋友回家沒多久，就生病了，請醫服藥均不見效。樂廣得知這個消息後，立刻前往探視，並詢問生病的原因。這時好友才告知樂廣實情，原來，這位朋友在樂廣家喝酒時，彷彿看見杯裡有條小蛇在游動，心中很不自在，所以自從喝了那酒後，回來就病倒了。樂廣想了想那天的情形，跟朋友說：「不要緊，你這病我能治，明天請你再到我家去喝幾杯，病包管好！」朋友見樂廣如此說，以為真有治他病的法子，所以就應允了。

第二天，當朋友來到樂廣家。兩人仍坐原處，樂廣給客人斟上酒，問道：「今天你的杯裡還有小蛇嗎？」客人看著酒叫道：「有，好像還有蛇影在晃動呢！」樂廣不慌不忙把牆上掛著的一張弓取了下來，再問道：「現在，還有蛇影嗎？」原來酒杯裡並沒有什麼小蛇，更不是什麼蛇影，而是弓影。這位朋友恍然大悟，疑懼盡消，病也就全好了。

看完這個故事，我們就不難理解《黃帝內經》中「精神內傷，身必敗之」的養生思想了。中醫學認為，神是生命活動的主宰，它統禦精氣，是生命存亡的根本和關鍵。一個人，當他精神愉快時，中樞神經系統興奮，指揮作用加強，人體內進行的消化、吸收、分泌和排泄等都很旺盛，食慾好，睡眠香，頭腦敏銳，精力充沛，身體棒。可是，一個人如果長期情緒緊張、憂鬱、恐懼悲傷、嫉妒貪求、憤怒激昂等，就容易患一些不治之症，如高血壓、冠心病、精神病、癌症等。

歷代養生家有不少人都主張以養神來健身防病，抗衰延年。所以，用良好的精神狀態來過好生命中的每一天，經常為自己忙碌疲憊的心靈做做按摩是很有益的。養神的方法很多，下面我就根據現代人的心理，提幾點比較實用的。

第一，對自己不苛求，對別人不苛求，對生活不苛求。

有些人對自己或他人所做的事情要求十全十美，有時近乎苛刻，往往因為小的瑕疵而自責，或出言傷人，其實結果受害者還是自己。我們完全可以不苛求那麼多，把目標和要求定在自己的能力範圍之內，懂得欣賞自己或他人已取得的成就，對自己的現狀知足常樂，心情自然就會舒暢。

第二，不要過度追求物質和成功，要順其自然。

現代人幾乎每個人都會想著多賺點、過好點兒，所以總是把自己所有的精力和時間放在賺錢上。可以說，現在的哪個人不是為了自己的這點需求在努力拼搏呢？賺錢，讓自己過好點兒無可厚非，但是要注意別想著一味去佔有物質財富。想一想：當到了晚上，你脫掉身上名貴的衣物，也和常人一樣，赤裸裸地躺在床上的時候，你死了以後，同樣要送到火葬場，想想看，這時的你和其他人有什麼區別呢？所以要知足常樂。

另外還有一些人，總想著事業成功，學業成功，人際成功……結果欲求越多，心越累，得心理焦慮症、失眠症等就更不用說了。時間長了，導致心身俱病，就更倒楣了，「倒大楣」了！所以，要活得簡單一些，無欲一些，踏實過好每一天，做好每天應該做的事，其他的聽天命，順其自然，這樣我們才能活得怡然自樂，健康長壽。

第三，要隨大眾，俗氣一點，不要標新立異。

在這個標新立異的年代，自視清高的人，對別人、對周圍的事物總是帶著一種挑剔，總覺得自己比別人強，會活得很累。及時清空頭腦中過去那些過分自我的觀念，清除頭腦中那些對事物的偏見，將它們歸零，然後重新計算輸入你大腦的資訊，把自己搞得「普通」些，或許你馬上就會發現，生活原來是那樣的豐富多彩。

雖然我前面說要「無欲無求」，但是有恰當希望的人，才能引爆生命潛能的導火線，是激發生命激情的催化劑。無論你現在處於什麼樣的狀態，昨天的都不是我們今天和明天能把握的，所以每天我們都要從零開始，給自己一個希望，及時拋棄那些應該拋棄的東西，比如你過往的經歷，你曾帶有的光環，你的物質基礎等等。它們不會是你今天的基礎，你只有把自己看做是從零開始，給自己一個希望、一個目標、一點信心，你才能積極地過好這一天。長此以往，才能過好你的一輩子，這樣的人也最可愛，最有望，最易成功。

總之，人生就是如此，凡事往好處想，往好處看。只要大前提不受影響，在非原則問題方面無需過分堅持，以減少自己的煩惱，避免困擾而傷神。多與人溝通，多懷感恩之心，多幫別人做好事，生活中適當娛樂，等等。這樣，我們就能活得單純、知足、快樂，精神不傷不累，當然易招人喜愛，易成功，易長命百歲。

養心小叮嚀：

每一天，讓我們都從零開始，給自己一個希望、一個目標、一點信心。正如《易經》所說，每天的太陽都是新的。

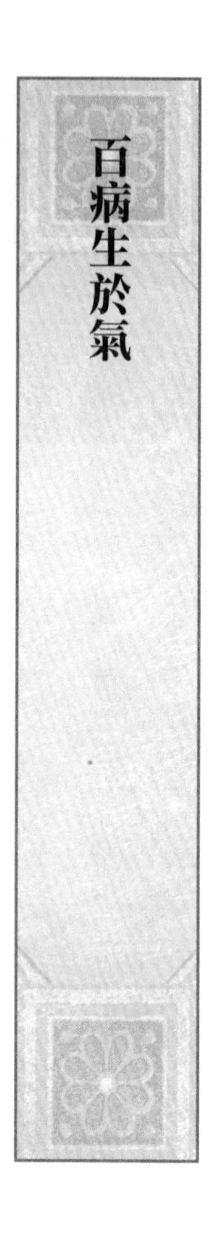

百病生於氣

「百病生於氣也」始見於《素問．舉痛論》中，旨在說明各種疾病的發生與氣的運動變化之間的密切關係。「百病生於氣」並非我們常說的生氣的「氣」，而是可以用來解釋中醫中所有概念的。比如「氣」可以分為正氣、元氣、清氣、營氣、衛氣、宗氣、水穀之氣、經絡之氣、臟腑之氣、天地之氣、疫癘之氣、六淫邪氣、寒熱溫涼四氣、水氣等，包括有形的或無形的。

歷代中醫養生家都在研究氣跟人的健康關係，張介賓在《景岳全書．疾病類》中所云：「凡病之為虛為實，為寒為熱，至其病變，莫可名狀。欲求其本，則只一氣字足以盡之。」由於氣是構成和維持人體生命活動的基本物質，氣的升降出入運動貫穿於人的整個生命過程，所以，當出現氣虧虛、凝滯，或臟腑生理功能的升降失調導致

「氣」出現問題時，人就易生病。故調氣治病，乃是治療疾病的基本原則之一。

那麼人為什麼會傷到氣呢？原因有很多，比如生氣發怒可以導致氣的運行受阻而出現停滯；過度的勞累，比如身體勞累、腦力勞動過度所造成的神疲，房事過頻導致的房勞等等，都會耗掉人們的氣。即使是再充足的氣，如果無節制地消耗，也會逐漸形成「氣不足」的虧虛狀態。所以，注重氣的補益是養生防治疾病的重要責任。在養生、治病的時候，一定要把氣考慮進去，只要抓住「氣」這一病理機制的核心，便可執簡馭繁，迎刃而解。

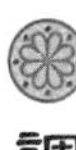 調心氣的四大法寶

第一，從吃的方面來講：

一天三頓飯吃好，這就是很好的補氣方式。當然食物中還有一些補氣的佼佼者，比如人參就是比較好的補氣佳品。另外，大棗、桂圓、淮山藥、羊肉、蓮子等都可以適當選擇，這些都是不錯的補氣食物。

第二，從作息方面來講：

每天要注意合理的作息。儘量午睡，也儘量晚上保持充足的睡眠，如果實在不能保證的話，至少在晚上十一點至淩晨一點睡覺，睡好「子時覺」，緩解疲勞的功效還是很明顯的。疲勞不在，氣當然不會過耗，所以對養氣、益氣有益。如果你實在不能讓自己睡好覺，那麼，可以試試道家的打坐或瑜伽的鬆弛功。

打坐是我國古代一種養生健身法，是一種養氣、養神、安心、開智增慧的養生法，可以申請專利。打坐的基本方法是：首先，坐在地上或瑜伽墊子上，兩腿向前伸直，然後彎右小腿，把右腿放在左大腿跟處，再彎左小腿，把左腿放在右大腿之下，最後，兩掌也上下相疊，兩大拇指輕輕相抵，哪個手在上都可以，以自然為宜。正正身形，儘量保持臀部、背部與頭部在一條直線上。坐好後，輕輕鬆鬆地做幾個深呼吸，讓念頭跟著呼吸一步一步，輕鬆地跟著，不管是什麼樣的雜念，不管是可意的、不可意的，不要理它，不要排斥它，不要不要它，只是很單純地任心念「暢遊」，漸漸入靜。每天如果能堅持做半小時或一小時，對身心放鬆是很有益的，對於調節陰陽，平衡身體氣血也是不可多得的「功法」。

另外，我們也可以用瑜伽鬆弛法來養氣益氣。因為瑜伽鬆弛法可以使身心得到深度的休息，令身體氣血平衡，使機體得到「充電」而恢復活力。在晚上睡覺之前練習，時間可儘量延長，直至自己自然睡著為止。不過，後面的章節中有專程介紹此方法的內容，所以在這裡不給予過多的介紹，大家可以參考後面的相關內容。

第三，從房事方面來講：

房事這東西還是少點好，平常根據自己的身體狀況合理把握適度的同房次數，以第二天不感覺累即可。千萬不能在很累的情況下，再去消耗身體裡的寶貴物質，否則損氣跟你沒商量。

第四，從情志方面來講：

修煉自己的心胸，不要為了點滴小事而情緒波動；產生負面情緒的時候，及時將它疏導出去，比如遠離讓自己不高興的環境或話題，轉移注意力，或發洩出來。不讓負面情緒對身體造成傷害。另外，遠離驚悚、恐怖、鬼怪、靈異等話題，以及相關題材的書籍或視頻等，這些東西在造成心理恐懼的同時，會在短時間或是較長時間內多多少少地消耗掉我們身體裡的氣。只要你感覺到了恐懼，氣就已經開始消耗了，所以一定要避免。

除了上面的這些養生益氣、補氣等方法，也可以用一些內養功的方法來補氣益氣，比如縮肛功，使腰骶部有憋脹感，然後舌尖抵住上顎，這個動作很簡單，但它卻可以貫通中醫中很重要的任督二脈，讓我們的氣消耗減少，供應增多，時間稍長就能夠感覺出來了。

養心小叮嚀：

練練八段錦也是導氣引體、調暢氣血的好方法，這個大家可以自行學習，不做過多的介紹。總之，注意調氣，將因為大大小小的事情而打亂的「內環境」調整過來。「欲攘外先安內」，如此，我們便能獲得一副強壯的身體，獲得快樂人生。

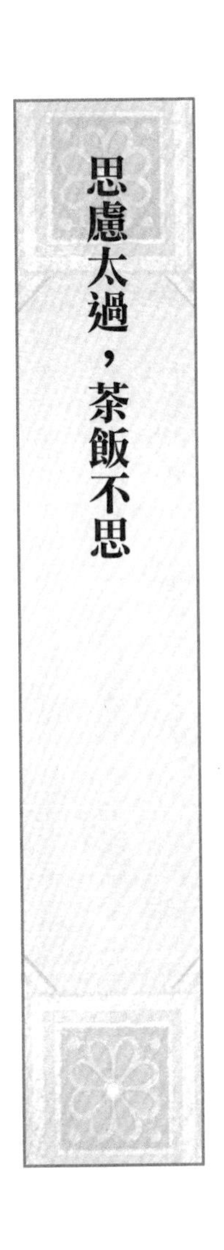

思慮太過，茶飯不思

我曾經接診過一位病人，自從失業後就沒有好好吃過飯。尤其是失業後的兩年，什麼都不想做，整天坐著發呆，經常出現心煩、不想吃飯、胃脹、打嗝、睡眠不好、夢多等症狀。並且看什麼都覺得不順心，看自己的老伴都心煩，兒媳婦、兒子、孩子就更受不了了。結果大家都搬出去了，就老太太一個人在家，可是她又難受了。家人在跟前，她煩；家人不在跟前，她也覺得委屈，覺得自己有病家人不管，可是去檢查，又沒有什麼問題。弄得病人家屬怎麼都不是。病人還常常想著尋死，活著沒意義。

病人來找我時，已經好幾天沒吃飯了，家人真怕她「成仙」了，求我趕緊給她治治。經過一番細聊，知道了她大體的症狀，又看她唉聲歎氣，我給她把脈，脈也細弱無力，最後確診為典型的自律神經功能紊亂。我給她開了逍遙丸及一些方藥讓她回家調理，並且建議她去找心理諮商師進行一些必要的心理調節性治療。

透過心理減敏治療，加上相應的藥物治療，終於在過了兩三個月之後，病人慢慢好轉了。有一天還特意跑過來跟我說，感覺頭不那麼脹了，也能吃飯了，睡眠也好多了，心也不那麼煩了，總的來說，病情在不同程度上都有些好轉。

當然，在臨床上，病情嚴重到這位病人的程度，並不多見。但是心情不好、思慮過度時不想吃飯，倒是很多人都有過這樣的經歷。《黃帝內經》中有「思傷脾」之說。通俗的解釋就是人的精神心理活動與肝臟的功能有關。當人受到精神刺激造成心情不暢、精神抑鬱時，會影響肝臟功能的正常發揮。肝臟透過調節氣機輔助脾胃消化，運輸飲食精微，肝氣鬱結則氣機不利，則不思飲食。如果不想吃飯的情況繼續嚴重地發展下去，就會出現沒有饑餓感，不想吃飯，病人就是幾天不吃飯都不覺得餓。勉強吃，不是肚子餓得不行了吃，而是覺得不吃飯身體受不了，所以才勉強吃點。

其實，不僅說思慮太過影響食欲，有害的心理因素還可以造成各種各樣的身體疾病和精神疾病。臨床證明，月經不調、糖尿病、高血壓、冠心病、心肌梗塞、胃十二指腸潰瘍、慢性潰瘍性結腸炎、腦血管意外等都與心理因素有關。因為人一旦有精神問題，就會導致人體的氣血出現失衡狀態，就容易導致疾病。也正像《丹溪心法・六鬱》曰：「氣血沖和，萬病不生，一有怫鬱，諸病生焉。」所以，一定要保持良好的情緒。

緩解心態五法

第一，學會放鬆。

在當今快節奏和競爭激烈的社會中，人們的壓力過大，容易引起緊張、焦慮等情緒，導致胃酸分泌功能失調，引起食欲下降。所以平常要注意學會自我放鬆。每天可以透過冥想、瑜伽放鬆功等方式來放鬆自己。並且要有規律地生活，生活、學習、工作和休息的時間儘量保持始終如一。

在這裡我給大家介紹一種漸進式放鬆法：用「緊張—放鬆—更緊張—更放鬆—更更緊張—完全放鬆」的原則，對身體從頭到腳進行放鬆。進行漸進式放鬆法時，最好找一個寧靜、沒有干擾的環境進行。

第二，就餐時心情要好。

就餐時一定要保持愉快、舒暢的心情。可以創造一個優美的環境，光線充足，也可以放些輕鬆的音樂，保證餐桌、餐具清潔衛生，環境溫度適宜……這樣都能促進食慾。生氣、心情不好時，或者大怒、哭泣等情況下，不要進餐，更不要勉強進餐，待心情平復後進餐，則不會傷身。

第三，保持幽默。

幽默感對不良情緒很有益，所以平常生活中多注意培養自己的幽默感。多看看幽默的笑話，多聽聽幽默的段子，多說說幽默的話，將原本過分認真的自己鬆弛下來，用一種玩笑調侃的態度，處理嚴肅的事件。如此，我們才能活得輕鬆，不累，不至於連飯都吃不進去。

第四，心情不好時，出去散步和曬太陽。

第五，當感到焦躁不安時，選擇出門散步呼吸新鮮空氣，會給人帶來很多好處，尤其是能給人體帶來愉悅感。

短短的幾分鐘散步就能讓我們血液中的血清素濃度升高，從而達到平穩情緒，減少焦慮的效果。

養心小叮嚀：

曬曬太陽，在太陽下閉目養神，或者在太陽下散步，或進行其他的活動，可以愉悅心情，重新找到快樂的感覺，避免思慮過度，影響健康飲食。

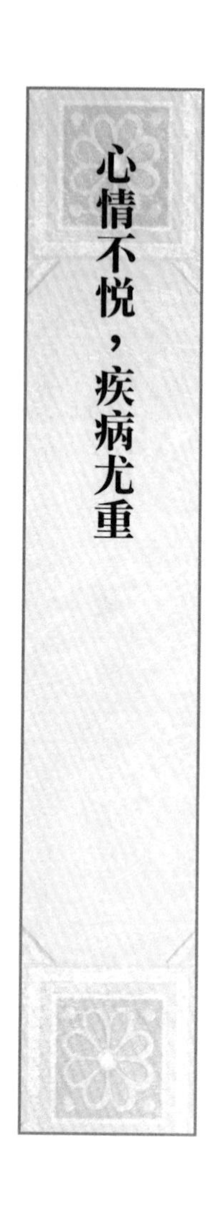

心情不悅，疾病尤重

可能很多人會有這樣的感覺，生病了，心情不好，病情會更嚴重，尤其是一些被疾病的疼痛折磨的人，會在壞情緒下，由一點兒痛楚而引發更大的痛楚。

有個朋友曾給我講過她的一個小姐妹的故事。她叫小于，二〇〇五至二〇〇七年，兩年的時間，沒少去過醫院，沒少吃過藥。原因是什麼呢？她本人是做健康類圖書編輯的，但她本人並不是學醫的，而是學中文的。由於天天接觸健康類的議題，所以對一些健康問題存在一知半解的狀態，尤其是她自己也常常照本宣科、模棱兩可地看待一些健康問題。所以對自己和家人的身體也比較關注，只要自己感覺和家人說哪兒有點兒不舒服，她就會自己診斷出一些疾病來。

二〇〇五年，小于突然感覺小腹兩側疼痛，於是她又開始了「自診」，根據自己的症狀，與自己手邊有的書籍和網路中的解釋一一對應，一會兒給自己診斷出盆腔炎，一會兒又診斷出輸卵管卵巢炎，還有其他更嚴重的呢！並且還很關注這類疾病的治癒率、不良後果、治療方法等。越關注，她就想得越多，並且感覺原來不是很疼的小腹兩側越來越疼了，用她的話來說：「疼得要命！」幾乎每天每時每刻，除了睡著那一會兒不考慮自己的病情、不覺得疼外，其他時間都疼。並且她從書上得知輸卵管卵巢炎會使輸卵管沾黏，導致不孕，更擔心得睡不著覺，怕自己懷不了小寶寶，因此她的心情很灰暗，嚴重影響了自己的生活和工作。

老公一再要求她去醫院做檢查，讓她去查個明白，不要自己嚇唬自己，可是她就是不去。後來在公婆、老公、小姑等一大家子出動的情況下，把她「綁架」到醫院，老公找了資深婦科專家，並且給她做了超音波、白帶常規、指診內檢等一系列的檢查，結果診斷是右側輸卵管有輕微炎症，宮頸有輕度炎症，其他都很好！可是小于還是不信，給醫生說了自己有多疼多疼，醫生聽了她的訴說，很認真地告訴她：「就你目前的病情來說，這種病應該不會讓你感到『很疼』才對，並且各項檢查結果都很好！你試著放鬆一下，我給你開些調神、調血、活血化淤的藥，你吃吃看！」回到家，小于按時吃藥，吃了兩三個療程的藥，基本上臨床檢查症狀都沒有了。可是小于感覺還是很疼。後來再去醫院，醫生不開藥了，告訴她：「你沒病！」只給她上起了「心理課」。從那以後，小于慢慢地不用藥了，只做心理調整，後來她自己也想「通」了，身體也不疼了，現在又開開心心地生活了，並且在不久前還生了一個大胖小子，生活幸福著呢！

到底醫生對小于「耳語」了什麼，跟她說了哪些心理養生問題，咱們不知道，不過，在此，我想跟大家就小于的這一事例來談談這種心理問題。

可以說，自從有了人類，疾病和死亡就伴隨著人們生活的分分秒秒，所以對於疾病和死亡的敬畏和恐懼，一直擾亂著人類的心理狀態。可是人們卻忽略了一個問題，那就是即使你生病了，如果你沒有一個好的心態去面對，沒有一個好的心情來養病，那麼疾病就會因為你的心情和心態變得越來越嚴重。《黃帝內經》講「喜怒不節，……生乃不固」，意思就是說喜怒無所節制，就會導致生命危機。所以生病了，保持心情愉快是「藥罐子」活命延年的重要手段之一。

再回過頭來說，像小于這樣，其實她的病情並不重，但是為什麼會感覺很疼呢？原因就是她的情緒過悲、過憂、過恐……導致機體臟腑功能失調，繼而導致機體陰陽失調，氣血失調鬱滯，並且「形生神而寓神，神能駕馭形體」。所以小于感覺小腹疼痛加劇，一是由於情緒導致氣血鬱滯；二是由於冥想、意念導致，即「神能駕馭形體」的原因所致，因為她老是覺得很疼，給自己一個心理暗示，結果不是很疼也變得很疼了。所以說，生活中很多人的病不是自己生出來的，而是「想」出來的，這就應了那句「病由心生」！

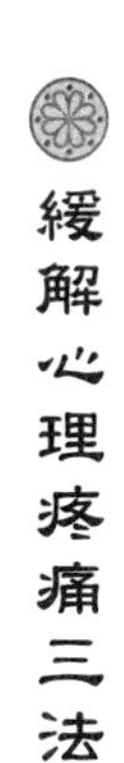

緩解心理疼痛三法

第一，保持七情不可過。

《黃帝內經》指出：「夫百病之始生也，皆生於風雨寒暑，陰陽喜怒，飲食居處，大驚卒恐。」其中，喜怒、驚恐都是心理因素，表明心理因素是致病的重要原因。又說「悲哀憂愁則心動，心動則五臟六腑皆搖」；「怒則氣上，喜則氣緩，悲則氣消，恐則氣下，驚則氣亂，思則氣結」；「喜傷心、怒傷肝、思傷脾、悲傷肺、恐傷腎」，等等。所以保持良好的情緒、平和的心態，首先是防治不生病的重要原因。

即使生病了，也可以保持良好的心態，成為戰勝疾病的重要「法寶」。

第二，注意轉移注意力。

當生病時，我們必須樹立豁達超脫的人生觀，學會控制自己的情緒，及時排解、宣洩內心的負性情緒，掌握好心理的平衡，比如可以把注意力從關注身體轉移到工作上，或者家庭生活處理上，或是某種愛好上，這樣，在削弱了「神能駕馭形體」、「病由心生」的暗示之後，以健康的心理去面對生活，就會拒疾病於情緒之外。

第三，適當地保持「喜」和運動。

適當的喜和運動，能使機體的陰陽平衡，能使「氣和志達，榮衛通利」，可以消除因憂思所造成的「氣機結滯」而導致的疼痛，減輕或避免身體的痛楚。

養心小叮嚀：

心境平和，生理才能穩定，人才不易得病。即使病了，心態好，情緒好，也能達到治療疾病的作用。這點就像馬克思說的：「一種美好的心情，要比十副良藥更能解除生理上的疲憊和病理上的痛苦。」所以，環境也許不易改變，人的遭遇也許不會改變，但我們的心態卻能改變。世事雖煩擾，但要知足常樂，學會心理調適對人的一生至關重要。患病了，除嚴格按照醫生的要求進行相應的治療之外，保持一個良好的情緒也十分重要。患者應保持樂觀積極的心態，才能順利戰勝疾病。

負面思考，易做噩夢

做夢是人在睡眠過程中產生的一種正常心理現象。可是有不少人有這樣的苦惱：入睡後，常常做噩夢，甚至被驚醒。有的還擔心噩夢會給自己帶來厄運，造成心理上的恐懼和不安。

其實，據一些科學家研究，夢的內容是受個人動機、思維、記憶和性格的影響，它與人的心理活動、工作和生活經歷、身體狀況及自然環境等因素有關。

中醫學認為，七情、五志是中醫解夢的理論基礎，在《素問．陰陽應象大論》中有「怒傷肝」、「喜傷心」、「思傷脾」、「憂傷肺」、「恐傷腎」之說；在《素問．宣明五氣篇》有「五臟所藏，心藏神、肺藏魄、肝藏魂、脾藏意、腎藏志，遂為五臟所藏」之說。臟象的七情、五志能解釋夢境，臟腑陰陽失衡，氣機逆亂，七情、五志發生改變時，則直接損傷本臟和所屬之臟，正常情況下，一般不會導致做噩夢，但是情緒波動強烈則可導致噩夢發生。比如腎出現問題時，夢境會出現恐懼的場景；肝出現情志失調時，夢境會有發怒的情況。這就可以用臟腑的情志來解釋夢境了。尤其是在精神壓抑性因素出現或解除時發生，如家裡出現了天災人禍，或是正在經歷一場官司，或偶遇車禍，橫遭搶劫，經歷地震，或是工作壓力大等情況下，較易發生噩夢。這也應了「日有所思，夜有所夢」之說。

俗話說：「平生不做虧心事，半夜叫門心不驚。」一個人如果行為磊落、與人為善、心情舒暢，自然很少做噩夢。而那些生性孤僻、懦弱、凡事愛斤斤計較，或是欲求太多的人，則更容易做噩夢。所以保持平和、開朗的心態則不容易做噩夢。

當然除了情志，還有一些導致做噩夢的原因。比如有些藥物，如安眠藥、中樞神經興奮劑等都可能引起情志變化而出現噩夢。一些外界環境刺激因素也會導致噩夢，比如饑餓、氣候、冷熱、聲音、氣味、地理位置、睡眠姿勢等，都會使身體受到刺激而導致噩夢。比如天氣寒冷，會做一些悲悲戚戚的夢；穿著緊身的衣褲睡覺，會夢到蛇纏身等。

噩夢給人帶來的麻煩還是很大的，尤其是那些較為神經質的人，噩夢給他們造成的心理影響很大。有些人甚至把做的噩夢作為預測現實生活中某種災難的憑據，搞得自己坐臥不寧，嚴重傷害身心。那麼該如何防治噩夢呢？建議大家做好以下幾點，雖然有些建議可能比較大眾化，但是很實用。

防治噩夢四招

第一，減少不良的刺激。

少看或儘量不看易形成噩夢情景的影片或書籍，不要聽恐怖的故事，平時應該看一些健康有益、輕鬆愉快的影視、書籍，避免不良的刺激在記憶中儲存，也就很大程度上減少了誘發噩夢的因素。

第二，修煉好心情。

好心情是防治噩夢的最好方法。但要做到大腦如同蔚藍的天空一樣，沒有一絲雲彩，什麼都不想，是很難的。對於焦慮的人來說，他們活在未來；對於憂鬱的人來說，他們活在過去。如何讓自己的心靈靜下來，從紛繁喧囂中脫離出來，這就要靠我們自己。對生活中的事，要多些積極的看法和想法；遭遇挫折和失敗時，記得快速解決，快速發洩和微笑，並且時刻擁有一顆感恩的心。每個人都有自己的命運，只有一直表達自己的感謝，才會使自己的命運越來越好，相反，如果一個人總是在抱怨，那麼他的命運只會越來越差。所以，時時刻刻表達自己的感謝吧！感謝父母，感謝老闆，感謝生命。還要多發現生活中美好的事物，比如孩子天真無邪的笑臉，含苞待放的花朵，新鮮剛抽出嫩芽的花草，等等，用一雙發現美好事物的眼睛去發現世間的美好，滌淨心靈，這也是修煉好心情的很好方式。總之，天天有一個好心情，你就會減少做噩夢的幾率。

第三，預防生理疾病。

炎症引起的輕微刺激在睡眠時可能導致噩夢產生；咽炎有可能導致在夢境中出現喉嚨被人掐著的情形。當然還有其他很多種，生理性與病理性的刺激可能被編入夢境，繼而導致人做噩夢。所以防治生理疾病也是防治做噩夢的一個重要方面。

第四，注意睡眠的姿勢。

防治做噩夢的最佳睡眠姿勢是採取右臥睡眠。仰著睡的時候，雙手不要放在胸前，雙手、雙腳自然垂直，枕頭不要過高。趴著睡覺不可取，應該糾正這種不良的睡眠習慣。

養心小叮嚀：

必要時，根據做噩夢者的病因、病症等，在醫生的辨證施治下，可以選柴胡散加減、天麻鉤藤飲合酸棗仁湯加減、珍珠母丸、大定心湯、礞石滾痰丸加減、柴胡細辛湯加減等來治療，效果不錯，但是一定要在醫生的辨證施治下進行，不要自己亂治。

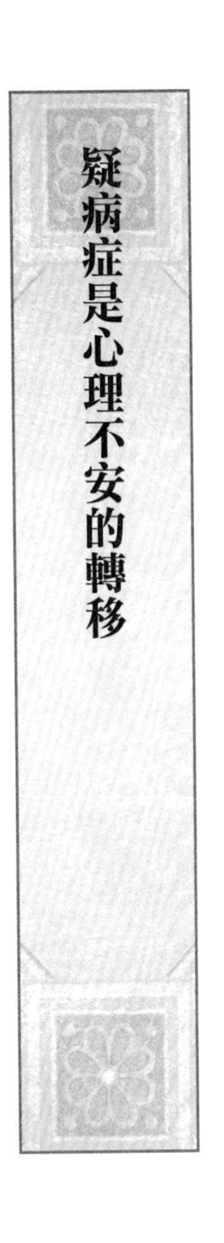

疑病症是心理不安的轉移

門診中，經常可以看到一些特殊的「病人」，他們主訴很多，將自己身上輕微的不適現象看成嚴重疾病，反覆多次檢查，尤其是當親友、鄰居、同事因某病英年早逝或意外死亡後容易出現。

我在門診接診過好幾例這樣的病症。有一例非常典型，讓我記憶猶新。

一個叫王麗的女孩來找我看病，自覺身體不正常已有三年多時間。從大二一次被小轎車意外擦撞了一下之後，就開始「犯病」了。當時跌倒在地，碰破了頭皮，但一直沒有昏迷過。她去醫院搽了點紅藥水，配了點消炎藥便回家了。當時大夫告訴她，如果回家後出現發燒、昏迷等「高危險」情況一定要到醫院。可是回家一個多星期都沒有出現醫生所說的「高危險」情況，但是王麗自己一直覺得頭痛、頭昏，頭顱骨凹了一塊。她坐立不安，又跑到醫院檢查。做超音波、腦電圖、腦部電腦斷層以及其他多項化驗，均證明她頭部沒問題。可是她不信，接著去其他醫院繼續諮詢，做檢查，均證明無問題，可是她就是不信。

從那以後，她還經常在網路中，或醫學書籍、雜誌上，對自己的一些症狀進行對號入座，總給自己診斷出各種「疾病」。後來，她實在受不了了，差點兒尋了短見。有朋友介紹她來找我。從個性測試結果看，她屬於敏感、多疑的性格。她的這種症狀是非常典型的疑病症。為了消除患者的焦慮、抑鬱、失眠等症狀，我給她開了兩天的煩寧和三環類抗憂鬱劑，然後建議她去做心理治療。

其實，像王麗這樣的疑病症，在現代人身上真的不少見。這跟患者的人格特徵有很大關係。這類人多敏感、多疑、主觀、固執、謹小慎微，對身體過分關注，要求十全十美。所以對於身體的任何一點點變化都會反應強烈，反覆求證。其實這也是一種心理不安的轉移方式。有疑病傾向或已患有疑病症的人，應及時找心理醫生進行專業的幫助指導。

如何進行適當的心理調適

第一，要正確認識自己的病情。

如果有病，要及時檢查。要相信醫生，相信醫生的各種檢查，要在「無器質性疾病」的前提下努力放下思想包袱，相信自己是健康的，輕裝前進。千萬不能不去看醫生自己就對號入座。要樹立正確的人生觀、疾病觀，培養自己多方面的興趣和愛好，積極參加一些有益的育樂活動，增強身體素質和心理素質，轉移自己對「疾病」的過分關注。

第二，通過自我暗示法加以調節。

當自己檢查出沒毛病時，要給自己暗示降低敏感度。比如可以給自己一些肯定：「我的身體其實是很好的，這都檢查過了，沒有什麼問題，過去自己感覺到這兒痛那兒痛、這兒不舒適那兒不舒適，都是自己太敏感的緣故。」或是根據自己疑病的情況，寫一些暗示性的語言，如「不必對自己的健康懷疑，我很健康」，一般每天自我暗示一次或數日一次，其效果較佳。

第三，多參加活動。

積極加入到各種活動中，就會減少對自己的關注。比如參加自助爬山活動，參與到社區服務的工作中，或是參加一些公益活動等等，這樣做，使患者注意力轉移，減少疑病症發生的幾率，並且對輔助治療疑病症也有益。

養心小叮嚀：

對於疑病綜合症的調理，借《黃帝內經》中的兩句話——「志閒而少欲」和「心安而不懼」——來給大家提建議，不要思慮過多，平常注意保健身體，再忙也要學會「閒」，在面對「疾病」的病痛時，正確認識自己的疾病，不是身體上有病，而是心理上有病。努力放下包袱和心理負擔，保持心裡安寧，就可以「心安而不懼」，就不會導致各種疾病的發生！我們一定可以活得更加閒情逸致。

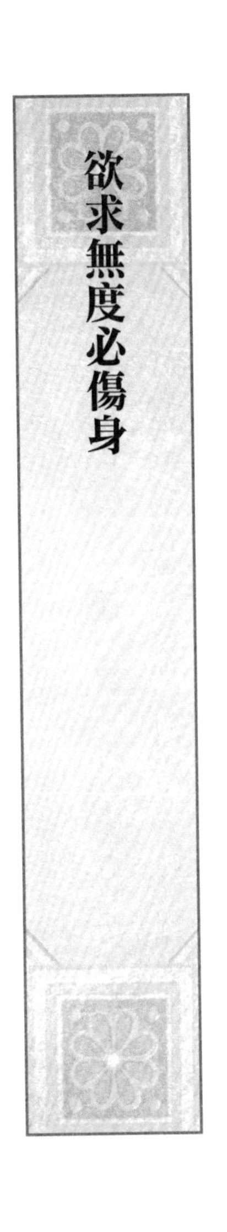

欲求無度必傷身

可以這麼說，在這個世界上人人都有欲望。因為人就是由「欲」而生的。一個人的生命在誕生之前，必定由男女之間的性欲驅動而促使精卵結合，導致了受精卵的產生，進而發育、分娩，形成了人。可以說，欲是人改造世界也改造自己的根本動力，是人類進化、社會發展與歷史進步的動力。所以我覺得有欲並不是壞事，但欲求過多，就是壞事了，就對身心健康不利了。商品社會機會增多，但機遇運氣各種因素並不均等。欲望強烈之人有損元氣，健康無從談起。

我不知道大家有沒有聽說過三屍蟲的故事。自古以來，道教有三屍蟲之說。其實，我本人理解的三屍蟲之說即人的欲望之說。這三種蟲蟲，居住在人體的三焦：上焦的蟲，愛好的東西是財富，什麼珍奇古玩，好房好車，土地，它都喜歡，都想占為己有；中焦的蟲蟲，愛吃，什麼好吃的、好喝的，都往自己的嘴裡胡吃海塞；下焦的蟲蟲最好色，凡是世間美女全想霸佔。所以人的欲望越多，三屍蟲越多。這絕對是正比關係。

可能我上面這麼說，大家覺得噁心，而且不解，其實不要緊，你把三屍蟲看做你的欲望就很好理解了。我們說五臟藏七情、五志，思想都藏在人體中，所以當你的欲望過多時，就會傷害身體。

在這個世界上，每個人都有自己的願望，或大或小，有的希望自己擁有很多權力，官做到一人之下萬人之上；有的希望能找個好歸宿，嫁個好老公，或娶個好老婆；還有的人希望自己有錢，做全國首富，甚至做全世界的首富；還有的人喜歡美色，天天燈紅酒綠，過著夜夜新郎的日子。總之，世間人類的一切活動，無論是政治、戰爭、商業，還是文化、宗教、藝術、教育……都是人類欲望驅動的結果。老子在《道德經》中，把欲望叫做「道」，稱它是「天地之始，萬物之母」，是主宰一切人類活動的本源。

人被欲望控制著，人是欲望的奴隸。欲望可以使人成功，也可以使人失敗。就像印度偉大的哲學家、心靈導師克裡希那穆提所說：「對欲望不理解，人就永遠不能從桎梏和恐懼中解脫出來。如果你摧毀了你的欲望，可能你也摧毀了你的生活。如果你扭曲它，壓制它，你摧毀的可能是非凡之美。」欲望可以使人成功，也可以使人失敗。

為什麼這麼多人生活得那麼痛苦，缺乏幸福感？不是因為缺「X」，而是被各種無休止的欲望所折磨。人只有深刻認識欲的本質，才能在操控人類欲望的說服中，收放自如。當然我們本書是講心理養生的，所以能對自己的欲望收放自如，也是安身立命的一個重要原因。因為《黃帝內經》中講：「怒傷肝，喜傷心，思傷脾，憂傷肺，恐傷腎……」看來什麼情緒都傷身，只有無欲無求才是真正的養生之道。但現在這個花花世界，這個充滿壓力的社會，誰可以無欲無求？

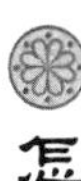

怎樣駕馭自己的欲望

第一，要選擇自己最需要的、最有用的欲望來牽制其他欲望。

列出自己的欲望功能表，不能每個都想要。你必須很清楚自己最需要什麼，最能滿足哪種欲望，別去盲目追尋一些東西。少了一些選擇，反而會讓你有更多的選擇。

另外，還可以用另一種欲望代替當前欲望。

如果你想花錢，可以去參加一些公益活動，或者去看看貧苦的老人、孩子，或想想自己年邁的父母；如果你為了情而傷心痛苦，你可以去報考公務員等其他一些職務；如果為財，你乾脆去殯儀館參加一次葬禮吧，然後再分析你的欲望，估計就沒有什麼欲望了。

第二，學習老子的三寶「慈」、「儉」、「不敢為天下先」。

「慈」，就是與人慈悲、慈愛，這能使自己心安，使他人對自己產生好感，這樣在某種程度上可以讓人扼制不良的欲望；而「儉」，就是節儉，儉樸的人定可以少欲，不過，儉樸到家，吝嗇到令人髮指，則是另一種欲望，不提倡，建議適當儉樸，平衡物質享受，這才是我們提倡的；「不敢為天下先」，反過來就是以別人為先，對「天下人、天下事」懷有感恩之情，這樣能讓人獲得被尊重的感覺，幫助自己自律，又能給人以一些物質的幫助，別人當然會尊重、感激。

第三，運動健身可以克欲，養身。

當欲望襲來時，扔掉沉重的皮鞋、筆挺的西裝，輕鬆奔跑在綠茵場上，或是去打打高爾夫球、網球、羽毛球等，或者潛水、游泳。當你在進行這些體育活動時，自己欲求的鬱悶就會消失得無影無蹤。況且運動能促進血液循環，加強新陳代謝，增加生命活力，強健體質，最終有效改善心境。所以運動是克欲的一種重要方法。

養心小叮嚀：

尋求一個輝煌的目標，以一欲代萬欲，含其所不能求，心安自得而培養元氣，並能「正氣存內，邪不可干」。做到了這些，你就可以成為欲望的掌控者，為做一個健康、快樂的人打好基礎。

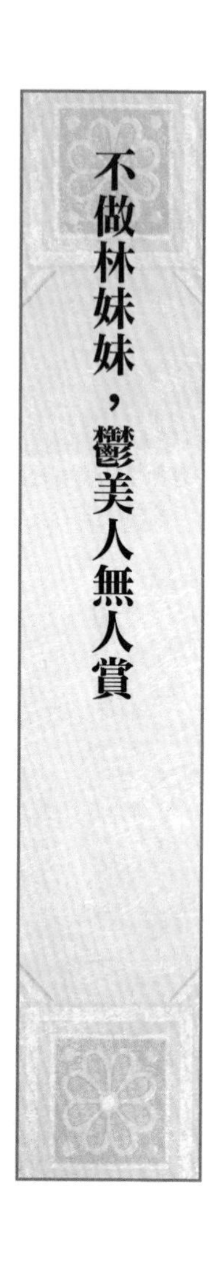

不做林妹妹，鬱美人無人賞

《紅樓夢》裡面的林黛玉，就是典型的氣鬱體質代表。也許在本書中我介紹了很多有關林妹妹的體質問題，不是我喜歡，而是她的體質太典型了，所以我不得不反覆提。

我不喜歡林妹妹，儘管曹雪芹對林黛玉這個封建社會的叛逆者傾注了無限的同情和十分濃重的筆墨，儘管有關紅樓夢的戲劇、電影、電視作品也給林黛玉這個弱女子做了許許多多的「文章」，但是從醫者的角度來講，林妹妹的體質可不是我欣賞的。

因為氣鬱體質的人常常失眠多夢，食欲不振，長吁短歎，咽喉裡有異物感，脾氣也不一定很好。你說這樣的人，整天在大家跟前唉聲歎氣，能招人喜歡嗎？

再來說一個屬於氣鬱體質的典型人物——亞伯拉罕．林肯總統。可以說林肯總統一生都在跟憂鬱「抗戰」。

九歲時，他的母親去世，這是林肯一生中經歷的第一次痛苦打擊，為他以後的憂鬱埋下了伏筆。並且更有人說，林肯還有些戀母仇父情結，這更加重了這次打擊的分量。

二十四歲時林肯因戀人去世而患上憂鬱症，一生都在與憂鬱症搏鬥。成年以後，林肯四個兒子中有三個夭折，令他接二連三地遭受心理重創。

在給友人的信中，林肯曾經表示自己是「活著的人中最痛苦的一個」。在林肯二十六歲和三十二歲的時候，他的憂鬱症發作得最厲害，甚至一度險些自殺。

但是林肯總統很有自知之明，為了使生活充滿一點陽光，林肯學會了幽默昇華。林肯對自己的幽默感這樣解釋：幽默不過是他宣洩悲哀和消極情緒的方式。離開了幽默，他就「活不下去了」。

憂鬱是很害人的，憂鬱也是不美的。《紅樓夢》裡那麼多女性，也就一個林黛玉是氣鬱體質。但在現在的都市裡，憂鬱的人卻占了總人數的三分之二還多。為什麼會這樣？原因就是現代人的生活壓力太大了，人的欲太多了，又總滿足不了，所以憂鬱了。當然用中醫的方法來解釋憂鬱可能更專業一些，所以我們一起來看中醫典籍中都是如何解釋憂鬱的。

《黃帝內經》中有這樣的句子：《素問．舉痛論篇》云：「怒則氣上，喜則氣緩，悲則氣消，恐則氣下，寒則氣收，炅（ㄐㄩㄥˇ，炎熱）則氣泄，驚則氣亂，勞則氣耗，思則氣結」，「思則心有所存，神有所歸，正氣留而不行，故氣結矣」；《靈樞．癲狂病》云：「狂始生，先自悲也，喜忘、苦怒、善恐者，得之憂饑，……狂始發，少臥不饑，自高賢也，自辯智也，自尊貴也，善罵詈（ㄌㄧˋ，責罵），日夜不休。」其所作描述頗似躁狂憂鬱交替的雙相憂鬱；《靈樞．本神》云：「心，怵惕思慮則傷神，神傷則恐懼自失；脾，愁憂而不解則傷意，意傷則悗（ㄇㄢˊ，煩悶）亂；肝，悲哀動中則傷魂，魂傷則狂妄不精；肺，喜樂無極則傷魄，魄傷則狂，狂者意不存人；腎，盛怒而不止則傷志，志傷則喜忘其前言。」

其中「憂」、「自悲」、「恐懼自失」、「喜忘其前言」均可以為憂鬱症表現。《黃帝內經》中把情志與五臟功能相聯繫進行說理，體現了高超的系統論思想。所以就《黃帝內經》中的憂鬱治療指導思想，我們可以用以情治情的方法治療憂鬱症。

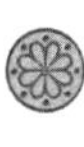

第一，從五臟方面講：

《素問．宣明五氣篇》云：「精氣並於心則喜，並於肺則悲，並於肝則憂，並於脾則畏，並於腎則恐。」另外在《素問．示從容論篇》云：「肝虛、腎虛、脾虛皆令人體重煩冤。」《靈樞．本藏》云：「心小則安，邪弗能傷，易傷以憂；五臟皆小者，少病，苦焦心，大愁憂；五臟皆大者，緩於事，難使以憂。」可見，《黃帝內經》中認為五臟皆參與神志活動，五臟的功能失調可以導致情志障礙，所以治療也可從調節五臟進行。

第二，從飲食方面講：

《黃帝內經》中認為，五味調五臟，繼而也調理情志，「酸入肝、辛入肺、苦入心、鹹入腎、甘入脾」，所以用藥食的性味可以用來調理五臟，繼而調理五情，所以中醫總能找到調理情志的食物和藥物。

第三，從外邪方面講：

《靈樞．厥病》云：「風痹淫礫，……煩心頭痛，時嘔時悗，眩已汗出，久則目眩，悲以喜恐，短氣，不樂，不出三年死也。」《靈樞．五邪》云：「邪在心，則病心痛，喜悲時眩僕。」可見風邪也可以導致善悲、不樂、煩心等憂鬱症的症狀。治療時，也要注意透過祛除六淫外邪而改善憂鬱症。

第四，從體質方面講：

《靈樞．陰陽二十五人》云：「木形之人，……勞心少力多憂，勞於事。」《靈樞．通天》云：「少陽之人，諟諦好自貴。」「陰陽和平之人，居處安靜，無為懼懼，無為欣欣，宛然從物，或與不爭。」當然就現代人的體質養生觀念來看，憂鬱症發病與個體的先天稟賦、體質有密切的聯繫，氣鬱體質者，絕對是憂鬱症患者的代表性人物。

憂鬱症是一種常見的心理障礙，思想情志不正常是一個重要的致病因素。尤其是現在，人們都處在一個激烈競爭的時代，因心理失衡而致病者與日俱增，其中憂鬱症就占了相當大的比重，故對該病應及時防治，絕不可等閒視之。

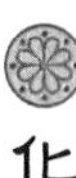

化解憂鬱的妙法

第一，求助中醫。

感覺自己憂鬱時，不建議你先去找心理醫生，因為找心理醫生，一是花費太高，二是有點「此地無銀三百兩」的味道。可能你並沒有憂鬱問題，可是一想到要找心理醫生，心理馬上會警惕起來，更覺得自己有病了。所以，建議找個中醫看，醫生一方面會好好開導你，另一方面會給你開一些疏肝行氣、解鬱散結的中藥吃。當然，如果你與醫生之間建立起了良好的互動，在醫生的開導下，你的身體將會慢慢地恢復到平衡狀態，也不會憂鬱了。

第二，多交流，多活動。

輕度憂鬱透過溝通、娛樂活動或有意識地多接觸人群就可以康復，因為與人溝通交往會轉移自己的注意力，會映射出自己的內心，便於自己調整或及時求助，規範自己的言行，不知不覺中憂鬱煙消雲散。進行娛樂活動、戶外活動，可以在活動和運動中，調理氣機，舒暢情志。進行娛樂活動可以打打牌、下下棋、練習氣功，而運動可以選擇大強度、大負荷練習法，以及專項興趣愛好鍛煉法。大強度、大負荷的練習是一種很好的發洩式鍛煉，如跑步、登山、打球、游泳等，有鼓動氣血、疏發肝氣、促進食欲、改善睡眠的作用，對調整憂鬱有益。

第三，必要時求助心理醫生。

如果你真的患了醫學上定義的憂鬱症，那麼建議趕緊去看看心理醫生。憂鬱症在臨床有一套規範的治療法則及方法，尤其是中西方法合用，比如通過中醫五臟內調，心理諮詢開導，音樂療法等等，都能幫憂鬱患者擺脫憂鬱，給患者帶來福音。

養心小叮嚀：

日常生活中，注意飲食也可以對防治憂鬱有一定的輔助作用。比如：食用富含蛋白質的瘦肉、雞蛋、牛奶、大豆及其製品；攝入足量的、含有較多微量元素的五穀雜糧；吃些抗憂鬱的果蔬，如香蕉、紅蘋果、茄子等；還可以經常適量飲用振奮精神的飲料，如酒、茶、咖啡等，都能夠強化和活躍思維活動，改善憂鬱。

「我住長江頭，君住長江尾」，謹防相思病

宋代李之儀的《卜算子》——

我住長江頭，君住長江尾；
日日思君不見君，共飲長江水。
此水幾時休？此恨何時已？
只願君心似我心，定不負相思意。

我給大家解釋一下這首小令的意思：我住長江源頭，你住長江末尾。天天思念你看不見你，卻共飲著一條長江水。這條江水何時止，這份離恨何時息？只願你心像我

心，我定不會負你的相思意。

李之儀的這首小令僅四十五字，卻言短情長，表達男女相愛的思念和分離的怨愁。我很喜歡這首詩。不過，從健康的角度來講，我不欣賞這種「相思」，因為這會讓人生病呀！

正常的思慮對人體並無不良影響，但如果思慮過度，就會傷了脾。《黃帝內經》認為，人有喜、怒、悲、思、恐五志，並與五臟相對應。其中脾之志為思，故有「思出於心，而脾應之」的說法。大家知道，脾不好，脾氣鬱結，運化失健，就容易導致飲食不香、消化不良，久而久之整個人就會消瘦下去。而心氣如果虛了，人的整個精神狀態都會垮掉，並且其他各臟腑也會受到連累，從而讓人百病纏身，天長日久，甚至會威脅到生命。要不大家看有關古代的情深意長的電視劇，很多大家閨秀或秀才郎君相思愛人時，都會病怏怏，甚至會命喪黃泉。最具代表性的就是《梁山伯與祝英台》，梁山伯因思念祝英台過度而命歸黃泉。英台也不負山伯，最後跳入墓中，與他化蝶而舞。而這些，不是中醫學者所認同的。我們需要健健康康地活著，而不要得「相思病」，尤其是在現代社會，得個相思病，也許不會死掉，但是影響生命品質，影響自己和他人的健康生活，增加社會負擔。所以，我們不要學李之儀，不要學梁山伯，要做個心情陽光、快樂健康的人。

如何矯正相思病

第一，正視自己的愛慕，接受自己的相思。

如果你喜歡一個人，就認同這種感覺，把對別人的愛慕告知對方，得到一個準確的回應。不要藏著蓋著，更不要把自己置身於別人不知和「相思泥潭」中。告知對方之後，無論得到的答案是什麼，請明白對方的意思，這樣會幫你控制自己的思欲。如果對方婉言拒絕，或勸慰你放棄對他（她）的愛，請正視這種拒絕，你可以大哭一場，或大怒一場，之後，可以告訴自己情緣已了，這也並非世界的末日，吸引你的人還會不斷地出現。

如果對方漠視了你，不理睬你，可以告訴自己「沒什麼大不了的」！嘗試用批評的眼光去掃視你的崇拜對象，會發現這也是一種非常有趣而且有用的體驗。當愛形成時，我們對一個人愛得越多，這個人的光環就越豔麗燦爛，甚至連他的缺點也成了魅力所在。而在我們被愛慕對象拒絕時，可以把愛欲分流，從而導致新的心理平衡，單相思者就能漸漸從單相思的泥沼中走出來。

第二，告訴知己，求密友幫助。

平常多培養幾個「死黨」，當身陷相思之苦時，將心事告訴你的密友，傾吐一下心中淤積的愛意，把自己的焦慮和憂愁與你的朋友分擔，你會感到輕鬆。說不定，朋友還會幫你出謀劃策，或勸慰。得到朋友的勸導、安慰，會幫你重新正視自己的心理，及時從相思之苦中解脫出來。

相思的人應多參加感興趣的運動。運動能夠消耗部分淤積於內心的能量，從而使人意氣風發、情緒高昂，獲得自信與自尊。

第三，必要時看心理醫生。

相思之病很重時，請積極地尋找心理醫生來解脫，這是幫你恢復理智與自信的關鍵，並且還可避免更多因相思而得的精神疾病和身體疾病。前面我們已經說了，古代醫生創造了相思病的說法，雖然到了現代，相思病只是被大眾用來描述一種精神狀態，並不屬於醫學領域，但絕對是可以用醫療手段來防治的。托里斯博士說，現在是拿出時間繼承古代醫學前輩的理論、認真研究相思病治療方法的時候了。而且在臨床，對治療相思病也日漸形成了一套完整的治療模式，所以，求助心理醫生，可以給你帶來很大的幫助。

養心小叮嚀：

經常給自己心理暗示，告訴自己，戀愛是男女雙方的兩廂情願。俗話說，強摘的瓜不甜。愛情是不能強求的，更不能去乞求。要將感情昇華，投入到藝術創作或發奮在學業、事業上。這樣，可以將相思之情疏泄，也必然會減輕心理上的痛苦。

情緒過激，竟然讓人一夜白髮

根據史書記載，《千字文》是南朝梁武帝在位時期（五〇二—五四九年）編成的，其編者是梁朝散騎侍郎、給事中周興嗣。據唐代李倬《尚書故實》記載，梁武帝命大臣殷鐵石模次王羲之書碣碑石的字跡，又要求拓出一千字都不重複，以賜八王。殷鐵石拓出後，此千餘字互不聯屬，恰好這時，一個名叫周興嗣的大臣犯了錯誤，梁武帝就處罰他，要他一夜之間寫一千個不同的字，而且要構成一篇文章，如果做不出來就問罪，做得出來就放了他。結果他以一日一夜的時間寫成了《千字文》，頭髮都白了。周興嗣是因為累極、怕極、恨極、悲極而導致一夜白髮。

我們看《射雕英雄傳》，瑛姑為救兒子的命一夜白髮，這是苦極、恨極、怕極所至。

很多人都聽過「伍子胥過昭關，一夜急白頭」的典故，說的是西元前五二二年楚平王聽信讒言，廢了太子建，並殺了太子建的師傅伍奢以及其長子伍尚。伍奢的二兒子伍子胥迅速逃離楚國，期間來到吳楚交界的昭關（今天安徽省含山縣西北處），由於昭關在兩山對峙之間，前面便是大江，地形險要，並有重兵把守，過關真是難於上青天。伍子胥一夜急白了頭，後來在名醫扁鵲的弟子東皋公的巧妙安排下，更衣換裝，混過了昭關，到了吳國。伍子胥是因為急極、怕極、愁極而導致一夜白髮。

一夜白髮並非誇張，情志過極絕對可以導致白髮。原因是什麼？這可以從《黃帝內經》和現代科學研究中找到答案。中醫講五臟應七情、五志，情志悲傷過度而傷及五臟，而五臟六腑又與人的毛髮有關係，頭髮是人臟腑的外在表現，五臟安康，頭髮好，五臟受情志損傷，必然會傷及頭髮，會導致頭髮乾枯、無光澤，白髮早生等現象。

另外，情緒過激，導致氣血失調，也會使人頭髮變白。比如當人處於驚嚇時，其體內氣血被定向地導引向下，出現臉色蒼白、毛髮聳立等現象。當人怒氣衝天時，氣血被定向地導引向上，產生臉紅、臉熱等現象，同樣也會導致怒髮衝冠。並且在《黃帝內經》中早就有「怒則氣上、恐則氣下、驚則氣亂、悲則氣消、思則氣結、喜則氣緩」等內傷情志的理論，闡明了氣血的定向性。人的各種不平衡心理，都會導致人的氣血機制紊亂，影響身體的每一個部位，包括頭髮。

美國加州大學 Elissa Epel 博士領導的一項研究，在生物學領域第一次把心理緊張和心理壓力與生理年齡如此直接地聯繫起來。似乎也可以從此項研究中找到解釋一夜白髮的理由。比如，現代人，由於情緒過激、工作壓力大等會加速身體的老化。壓力會損害、削弱組織細胞，使人體的ＤＮＡ上每個細胞染色體頂端的「端粒」變得很短，不能再正常工作。比如導致皮毛細血管發生痙攣、毛乳頭的黑色素生成發生障礙，因此出現大量白髮。

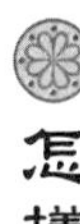

怎樣防止一夜白髮

第一，遇事要鎮定自如。

萬事只求安心，保持精神內守，人則長壽。平日，冷靜地對待日常生活中的各種情況，尤其是一些可以引起情緒過激的事物，一定要冷靜，要淡泊寧靜，知足常樂，把人生憂喜、榮辱、勞苦、得失視為過眼雲煙。事情過後，不要把它長期放在心上，避免自尋苦惱，胸懷要寬闊，情緒宜樂觀，提高心理上的抗逆能力。

第二，以靜養生為主。

《素問．痹論》中有「靜則神藏，躁則消亡」之說，說明身心的清靜有助於神氣的潛藏內守，而身心的躁動則會導致神氣的外馳甚至消亡。這指出了神躁不靜的極端危害性，甭說對頭髮有影響，對全身都有影響。所以清靜養神，「少思寡欲」，避免大躁大怒，照此而做，就會有助於神氣的清靜內守，保持身體的健康，還可防治白髮。

第三，放聲大哭。

真的不能控制自己的情緒時，放聲大哭吧！因為哭能緩解壓力，借助淚水，可以很好地緩解自己緊繃很久的神經，避免情緒過激傷人。不過，也不能哭過頭，適可而止，因為過哭也傷人，對身心不利。

第四，擁抱運動，擁抱自然。

去健身房，去體育館。跑步、健身、游泳、乒乓球等都是很棒的放鬆身心的項目。當某件事情可能導致自己的情緒過激時，可以去運動場發洩一番，用來減壓消氣；也可以走出戶外，在感受外面新鮮的空氣、溫暖的陽光的同時，化解不良情緒，修養身心。當然如此做，同樣會保證身體處於平衡狀態，有利於滋養頭髮。

養心小叮嚀：

不讓自己情緒過激，就能防止一夜白髮的恐怖事件發生，上面的建議可供大家參考選擇。另外，我還要提醒大家的是，發現白頭髮後，首先應查找原因，若由疾病引起，須及時治療。平時注意勞逸結合，多吃豆類、蔬菜和豬肝（含銅較高）等，補充維生素B，對增加頭髮色素都有一定的作用。

心理矛盾衝突，神經衰弱易犯

《黃帝內經》明確指出，「得神者昌，失神者亡」，「精神內傷，身必敗之」。所以神經衰弱也可以看做是一切身心疾病的起源，應該積極防治。

目前大多數學者認為，精神因素是造成神經衰弱的主因。凡是能引起持續的緊張心情和長期的內心矛盾的一些因素，使神經活動過程強烈而持久地處於緊張狀態，超過神經系統張力的耐受限度，即可發生神經衰弱。

常見的可引起神經衰弱的情志因素有哪些？

第一，易煩多憂。有的醫生認為，百分之四十的神經衰弱患者在病程中出現短暫的、輕度的憂鬱心境。如果一個人的心態極度不好，面對生活中的各種矛盾和困難，即使是容易解決的矛盾，也總覺得困難重重，無法解決，以至唉聲歎氣，終日愁眉苦臉。這樣的人，不得憂鬱症、不得神經衰弱症才奇怪。

第二，易喜善怒。容易大怒或大喜，稍不順心，就對別人發脾氣。若碰到好消息，馬上就大喜過望、熱淚盈眶而不能自制。這類人是典型的神經質情緒，缺乏正常人所具備的忍耐性，精神經常波動，容易情志受累，也易發生神經衰弱。

至於其他的精神因素，比如緊張、失眠、多夢、驚恐等都有可能導致神經衰弱症的發生。

神經衰弱發生時，人是痛苦的，因為人總在一種消極的情感活動中生活，容易對某一事物感到恐懼不安，並深陷其中。神經衰弱的主要表現就是病人常常「心有餘而力不足」，心情緊張難以放鬆，特別容易煩惱、激動或發脾氣，無法安心工作，受一點刺激都難以忍受。其早期徵兆包括入睡困難，睡眠淺，多噩夢，甚至失眠；食慾不振、消化不良；頭昏腦脹，打不起精神；注意力不集中，記憶力下降；甚至渾身疲乏、體力不支等。

我有一個病人，剛開始來找我看病時，他跟我說，他對周圍的各類聲、光刺激特別敏感。時鐘的滴答聲、汽車的喇叭聲、腳步聲、別人的鼾聲、音樂聲等，都會讓他覺得心煩或不安。但是在十分安靜的環境裡，患者又會有其他「理由」讓自己不安，比如自己的心跳、呼吸等，都會讓患者產生不安。有時候還會喪失日常生活興趣，常萌生消極自殺的意念。

總之，神經衰弱病人的臨床表現是複雜的，危害也是很大的，所以應該透過科學的、積極的辦法，讓自己擺脫神經衰弱的困擾。治療神經衰弱的方法在臨床上並不少，如藥物治療、心理治療、康復治療、物理治療、中醫治療等，每種治療方法都各有所長，很難說其中的哪種方法效果最好。選擇治療方法一般都因人而異。

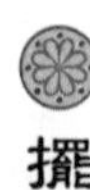

擺脫神經衰弱六法

第一，從日常情緒中防治。

神經衰弱多為緩慢起病，病程一般較長，幾年或數十年不等。如果患者情緒較好，則病情明顯減輕；反之，則病情加重。所以，日常生活中多進行情志修養，消除發病的精神因素，配合合理的生活方式、作息制度和體育鍛煉，學會科學用腦，防止大腦過度疲勞。做到以上這些，對於防治神經衰弱是很有效的。

第二，找個心理醫生。

治療神經衰弱正確的方法應該是，在專科醫師的指導下，根據病情選擇合適的方法，一旦方案既定，不宜隨意更動，見效後仍需做適當鞏固。

第三，耳穴壓丸。

取耳部反射區：主穴——心、緣中、神門；配穴——腎、皮質下、病理反應點、內分泌、脾。一般僅取主穴，效果不明顯時加選配穴。壓物可用王不留行子、綠豆或冰片（預先製備成米粒大之顆粒），貼壓於耳部雙側穴上。然後按壓一分鐘，使耳廓充血發熱。令患者每日自行按壓耳穴三～五次，睡前必須按壓一次，時間約一～二分鐘。隔日換貼一次，五次為一療程，療程間隔四天。這種方法我在臨床上給患者使用過，效果不錯。

第四，多進行戶外運動。

太極拳、氣功、按摩、健身走、慢跑、打乒乓球等都會有助於緩解神經衰弱。神經衰弱患者體力較好者可每天做較長距離的散步（二～三公里），有助於調整大腦皮層的興奮和抑制過程，減輕血管活動失調的症狀，如頭痛等。情緒較差、精神萎靡的患者適宜進行提高情緒的運動，如乒乓球、籃球、划船、跳繩、踢毽子等，這樣對調節神經大有裨益。

第五，偏方治療。

萵筍中有一種乳白色漿液，具有安神作用。使用時，把萵筍帶皮切片煮熟，睡前喝湯，有安神、助眠功效。

牛奶煮蛋黃，可治「虛煩不眠」之症，效果良好。

當然這些食補的效果並不是很好，只是可以在臨床上用於輔助治療而已。治療神經衰弱，重點還是心理療法和臨床規範的治療方案。

第六，氣功治療。

六字訣（噓、呵、呼、嘶、吹、嘻）每天做一遍，可調節五臟六腑，三個月之內必有奇效。

養心小叮嚀：

需要提醒的是，神經衰弱的治療，不要治病心切，急於求成。一味要求藥到病除，結果卻欲速則不達，這也是很多患者治療神經衰弱久治不癒的原因之一。所以，只要找到有經驗的醫生並制定科學的治療方法後，患者就要有治好的信心，積極配合治療，那麼此病還是很容易治癒的。

癌症患者絕大多數是被嚇死的

癌症對於現代人來說，是不可承受之痛。很多人談癌色變，很多患者得知自己得了癌症後，精氣神馬上垮了半截，精氣神沒了，人也就活不了了。可能說得有點殘酷，但很多癌症患者不是癌細胞自己發展到最後人體功能衰竭而死，而是被嚇死的。

在古代講究養生的人，都把「精、氣、神」稱為人身的三寶，如人們常說的：「天有三寶日、月、星；地有三寶水、火、風；人有三寶神、氣、精。」所以保養精、氣、神是健身、抗衰老、防治疾病的主要原則。人患癌症時，重要的是要保證精氣神，這樣，人才不會死亡，因為在《素問．移精變氣論》中也說：「得神者昌，失神者亡。」因為神充則身強，神衰則身弱，神存則能生，神去則會死。中醫治病時，用觀察病人的「神」，來判斷病人的預後，有神氣的，預後良好；沒有神氣的，預後不良。這是望診中的重要內容之一，當然也是防治癌症的重要方法之一。

人體就像一個很靈敏的機器，你有什麼樣的心情，身體就進行什麼樣的化學反應。心情就如同調節人體這部機器的調節密碼，是自己心理給身體輸入了不同的密碼。當遇到對應的外因條件時，這些密碼開始控制人體的氣血轉化，使之發生各種疾病。這種控制氣血變化的心情和邏輯概念，就是我們所說的疾病內因。而當疾病發生時，如果能有好心情配合人體的自癒能力，這樣人體內部就更容易扶正祛邪，使癌細胞改邪歸正，轉變為良性的正常細胞，恢復正常組織形態。

所以防治癌症，心平是預防的措施，心平是治療的關鍵，心平也是治癒或提高生命品質努力的方向。

得了癌症的五種心態

第一，恐懼型。

得知自己的癌症病情後，患者對自己的身體，對生活等，會進行各種不良的恐懼聯想，使身心陷入惡性循環之中，會使癌痛的感覺加重，繼而又讓患者對此更加恐怖，以為大限將至。這樣會更加加重病情，不易治癒，並且會縮短生命。

第二，無奈洩氣型。

得知自己的癌症病情後，患者對生活失去信心，不願意進行治療，對什麼都無所謂，認為一切都沒有意義，越想越暗淡。如此病情得不到控制，人也就不容易存活。

第三，抱怨憤怒型。

得知自己的癌症病情後，患者不理解為什麼得癌，感覺這個世界如此不公平，怨天尤人，怒火中燒。這樣的人使身體氣血失常，會加速癌細胞的轉移，縮短生命。

第四，樂觀自信型。

得知自己的癌症病情後，患者因癌症而卸下生活和工作的負擔，樂觀地對待每一天的人和事，雖然有可能未痊癒，但也不易轉移。

第五，積極調整型。

得知自己的癌症病情後，患者更加坦然地生活。他們面對現實，反思自己過去的一切，用新的態度面對這個世界，用積極的、有利於癌症康復的心理療法來輔助治療，生活得自在輕鬆，部分人因此而癌症治癒了。

由此可見，保證健康、積極的心態，是防治癌症的重要手段，下面我就針對如何幫助癌症患者保持良好的心理素質，進行必要的指導說明。

幾種心理自療法

第一，對自己的病癒要有信心。

相信現代醫學技術完全能治好自己的疾病，這樣，心情狀況及生活態度也會隨之變得積極起來，身體的免疫力也會隨之增強。

第二，適當發洩。

如果說讓一個得知自己患癌症的病人若無其事，真的不是件容易的事，並且對患者來說也是不公平的。所以當得知自己患癌後，多與人聊天、溝通、交流經驗，在推心置腹、開誠佈公的談心中減輕思想負擔，釋放鬱悶，消除顧慮。

第三，利用行為療法，幫助自己戰勝疾病。

生活中多做些力所能及的事，以活躍身心。也可以多聽聽音樂，以放鬆身心；多收聽收看一些幽默詼諧的喜劇段子，在笑聲中摒棄雜念。這對輔助治療癌症是有益的。

第四，利用運動，幫助自己獲得良好的心理素質。

別整天把自己悶在家裡，要多到室外參加一些自己喜愛的娛樂活動，如釣魚、下棋、跳舞等，既鍛煉了身體又愉悅了心情，對防治癌症有益。

養心小叮嚀：

科學研究證明，每個人都有一種超乎尋常的潛能，它一旦被激發出來，會產生意外收穫，甚至出現奇蹟。所以前面介紹有關癌症患者心理調適的指導建議，以信心療法最為重要。信心可以激發身體的自癒潛能。所以只要患者儘快擺脫不良情緒，下決心堅強地戰勝疾病，相信定有奇蹟發生。

第四章

人病心先病之祕

——調整自己的心態，才能贏得健康的回報

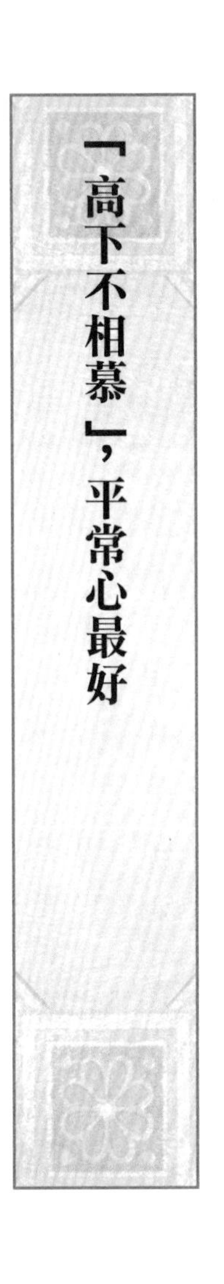

「高下不相慕」，平常心最好

「高下不相慕」是《黃帝內經》裡的一句重要養生格言，充滿哲理，意思是每個人來到這個社會，賦予的角色都各不相同，百姓有百姓的樂趣，顯貴有顯貴的職責，位置不同，角色不同，擔當的社會責任就不同，所以大家不要互相傾慕，而要各安於本位，以一顆平常心處之，也只有這樣，人才能平和健康地生活，才會獲得一生的幸福。

其實，《黃帝內經》中的這條養生觀念說起來很容易，可是真正做起來，則不是那麼容易的事。我有一個朋友，是一個很好強的女人，兒子三歲時離了婚，一個人來北京闖蕩。後來憑著自己的努力，還開起了一個服裝設計工作室，並且在兒子十歲那年，把兒子的監護權要過來了，在北京給兒子報了一個貴族學校，讓兒子衣食無憂，而且她自己也活得不錯。可是後來，兒子一位同學的家長因為孩子的關係，跟她成了好朋友。在孩子上初三時，那位家長為了能更好地照顧兒子，在學校附近買了一套房。我這朋友一看對方在學校附近買了房子，自己也不示弱，馬上四處借錢，籌集資金，也在兒子同學家附近買了一套房。不久前碰到她，僅僅半年沒見，感覺變化特大，蒼老憔悴了許多。我試探著問了一句「遇到什麼問題了」。她說：「別提了，看到別人買房，自己也節衣縮食買了一套。可是現在自己的的確確成了房奴，並且，還要養孩子，生活壓力很大，整天處於緊張狀態，吃不好睡不實。」何苦呢？豔羨別人，給自己套上枷鎖。

其實人跟人沒什麼好比的，在某方面，你有自己獨特的優點，在另一方面你就可能有自己的缺點。同樣，別人也是這樣，要不怎麼會有皇后羨慕牧羊女的故事呢！話說，一位皇后每天為皇宮裡的事煩惱，總也快樂不起來。大臣為她出主意，找一個快樂的姑娘，只要穿上她的靴子就會快樂。皇后發現城堡外面有一個牧羊女整天無憂無慮，放歌原野。他們找來牧羊女要她脫下靴子，牧羊女便把靴子給了皇后，自己則赤腳走回大草原。但是皇後穿上牧羊女的靴子還是不快樂，而牧羊女赤腳走回大草原，還是一路歌唱。其實牧羊女做到了「高下不相慕」，保持著以一顆平常心生活的心態，所以她是快樂的。而身位皇后，她就應想她該做的事，受她該受的罪，就不要奢望牧羊女的瀟灑，因為她是皇后。

對於人和人之間的比較，過去儒家提出了一個標準，然後，人們就拿這個標準去衡量別人，分出什麼聖啊、賢啊、聰明或是愚笨來。其實，儒家提出的這些「標準」是不完全正確的，這世上的人應該說沒有三六九等之分的。你說你聰明，你嘲笑那些心智有障礙的人，可是你覺得自己就比那些所謂的「傻子」聰明嗎？比如中國弱智指揮家周舟就是一個很好的例子，他在音樂上的造詣，是我們誰都比不了的，如果從這些方面去比，我們都是傻子。

所以，所謂「高下不相慕」，首先人跟人之間沒有高下的區別；其次，別人即使樹立了高下的標準，你也不要去羨慕他、嫉妒他，也不要跟他去攀比。大家各吃各的飯，各過各的日子，不互相攀比。這樣，你就會活得很自在，活得不累，對身心有益，對健康有益，可以長命百歲。

再說平常心，雖然「高下不相慕」要求的就是人們以一種平常心來養生、生活，但是，平常心的單純要求則更廣泛一些。人活在世上，世事的紛擾，內心的掙扎，總使人覺得人生是多麼的寂寞無助，總是不由自主地陷入無可名狀的憂傷中。很多無奈苦惱的事，我們很難擺脫；世上有太多的忙碌緊張，我們無法逃避。如果人的心靈總是被各種欲望所刺激，人就會心態失衡，甚至可能鋌而走險。因此，擁有一顆平常心就愈加顯得珍貴了。

可是平常心並不是人人都有的，而是要慢慢修煉的。

首先，要領悟生命的真諦。

古人曰：生命薄如蟬翼。存在就該滿足，所以我們要明白這一道理，知曉生命的彌足珍貴。任何一個生命都值得尊重和認真對待，包括你自己。如此，便能參透對生命透徹的領悟，就會以一顆寧靜的心善待一切，一切煩惱困頓均可棄之流水。

其次，要知足常樂。

不攀比，才有可能修煉平常心。平常心是一種境界，在達到這種境界之前，心路常常有極為坎坷的歷程。歷了險峰，經了幽谷，才發現世事滄桑，如夢如幻。而知足常樂可以幫助我們更好、更快地達到這一境界，幫助我們以一顆平常心輕鬆生活。

養心小叮嚀：

淡泊以明志，寧靜以致遠。淡然面對人間的是是非非，不慕上求下，保持心靈寧靜的同時，不忘對理想的追求、對寶貴生命的敬畏，長此以往，定可令生命光輝、強大。

幾千年來，中醫的情志養生一脈相承，注重清心寡欲、恬淡虛無，注重感恩，樂於助人。現代的名老中醫們對於自己的養生經驗，無一例外地提到了精神心理的調攝。

自私自利招百病，無私利人常快樂

另外，在老子的道家思想裡，提倡「無私」，又提倡「無名」，引申到養生領域，意指無為、無欲、無私、無名……老子認為好名圖名、自私自利將造成眾多的不良後果，造成人之質樸本性的喪失，招致「敗」、「失」，乃致人精氣神全失，人不可活。而人無私無為，利於他人，才能以守為攻、以柔克剛，才能安心養身、長命百歲。

人生活於世間，不能不打上社會的烙印。對於現代人來講，更多的人為了各種利益，機關算盡，勞心費神，自私自利，讓身心都處於一種高消耗的狀態，對身體是個極大的傷害。還是回歸到《黃帝內經》中的那句話「憂傷肺、喜傷心、思傷脾、怒傷肝、恐傷腎」，人在自私自利的虜取中，情志總會隨著得失，患得患失，情志的變動，傷心傷身，導致疾病的出現，甚至嚴重者會危及生命。而無私且利人者，心平氣和，身體總處於一種平衡的狀態，也就不會生病，而且會更快樂。

我有一個鄰居，自從我認識她，她就沒一天舒服過，天天叫眉骨疼，叫頭疼。為什麼？原因是她太自私自利，心放不開，天天都不快樂，所以疾病總纏著她。她為人做事，的確讓人不怎麼舒服。以前她兒子小的時候上學和人共乘三輪車，五毛錢也跟人斤斤計較，如果對方忘還她了，她會惦記好久，時不時含沙射影地「提醒」對方一句，直到對方給了她為止。別人向她借根針，她都要惦記好久。兒子長大了，為了讓兒子早「成家立業」，只讓兒子讀完初中就不再讀書了。兒子二十歲娶妻生子，她剛四十三歲就當奶奶。兒子在她的安排下出去打工，所掙的每一分錢，她都要過數。兒媳婦為此跟她「嗆聲」，她又氣又急，天天叫身體不舒服。可以說我這位鄰居真的是「人精」了，不過，她的悲哀就在於她太自私自利了，機關算盡，其實最後傷害的還是自己，因為她生病了，沒人替她受。

所以，大家要注意了，做人不要太精明，也不要唯我獨尊。無私利人才能更受人愛，才能獲得更多，才會更快樂。

學會自我修心養神

第一，提高自己的涵養。

樹立正確的人生觀，遇事多考慮點別人，少想點自己，不要認為別人活著都是為了自己。要克服自私的狹隘心理，要學會寬容別人，諒解別人，不要自以為是，對別人給自己的傷害不要總是尋機報復，而應該寬博仁愛，與人為善。

第二，修身養性做自己。

站在不同的高度，處在不同的環境，人們的收穫與理解各不相同，沒有經歷過的事就沒有發言權，任何事都沒有十分完美的，做什麼事情都要換位想一下，人們就會心平氣和，事情就會朝著陽光的無私方面發展了。

第三，修身以道，修道以仁。

孔子有云：「修身以道，修道以仁。」又說「大德必得其壽」。他認為，講道德的人待人寬厚大度，才能心曠神怡，體貌安詳舒泰，得以高壽。

養心小叮嚀：

人生之路存於你的心中，一切都在你的感悟之中，自私也許會讓你感覺片刻的溫馨，但從容、無私無欲、寬人利己則不僅顯示著一種人格尊嚴的崇高，也是人生幸福、全家平安的保障。

遠離嫉妒，根除疾病

在《三國演義》中，周瑜與諸葛亮較量時，周瑜永遠都處於下風，而周瑜也因為嫉妒諸葛亮，最後被諸葛亮活活氣死。不光是周瑜，在中國古代，龐涓嫉妒孫臏、李斯嫉妒韓非子、潘仁美嫉妒楊令公等，都是眾人皆知的嫉妒故事。嫉妒都是以害人開始，以害己結束。

嫉妒是心靈的地獄，嫉妒害己害人。

從自身來講，嫉妒傷身。研究證明，人在妒火中燒時，人體會發生一系列變化，如交感神經興奮性增強，血壓升高，血清素的活性水準降低等，並且會因此引起機體免疫功能紊亂，大腦機能失調，抗病能力下降。

就對他人而言，嫉妒者的流言、惡語、陷害、阻撓、拆臺、造謠等，往往會對被嫉妒者造成惡劣的後果。

當然，嫉妒還是以害己為主，因為嫉妒的人總是拿別人的優點來折磨自己。別人長相好他嫉妒，別人富有他嫉妒，別人學歷高他嫉妒，別人有才學他嫉妒……總之，一句話，只要人家比他「強」，哪怕只是個頭髮絲大小的問題，他也會嫉妒。德國有一句諺語：「好嫉妒的人會因為鄰居的身體發福而越發憔悴。」所以，好嫉妒的人總是三十歲的臉上就寫滿五十歲的滄桑。

總之，嫉妒不僅折磨本人，也危害被嫉妒的人。所以一定要遠離嫉妒。

怎樣才能遠離嫉妒呢

第一，「高下不相慕」。

「高下不相慕」是《黃帝內經》裡一句重要的養生格言。前面我已經用了很長的篇幅來寫這個養生格言，意思就是要人們避免比高比低，要用一顆平常心對待自己周圍的人和事，平平靜靜地生活，才能快樂長壽。所以在防治自己的嫉妒心理時，同樣希望人能做到這一點。中國古代有副對聯，叫做「欲無後悔須律己，各有前程莫妒人」。希望好嫉妒的人經常誦讀此聯，不斷反省自己，改善自己的品性。

第二，加強思想意識修養，把羡慕的心情變成追趕的行動。

一個嫉妒別人的人，他首先在心理上就是一個弱者、一個自卑的人。消除嫉妒的根本方法是樹立正確的世界觀，加強思想意識修養，把羡慕的心情變成追趕的行動，把別人的長處作為自己努力的方向，把別人的成績作為自己的奮鬥目標，這樣嫉妒心理不存在了，就會多一個寬容、豁達、知書達理的人。

第三，培養正確的心態。

自己就是一個常人，做著常人該做的事情。不要太計較自己的得失，別看到別人升職了，加薪了，就覺得那個人該是自己。沒那個必要，別人一定做了你沒有做到的事情才有了這份回報的。再說你在其他方面也比他有優勢啊！常常想想自己的優勢，就會有種滿足的感覺；也常常想想自己的實力，畢竟我們只是常人一個。擺正了心態，對感情進行良性控制，我們就能生活得更快樂，也不容易生病。

養心小叮嚀：

少一些嫉妒，多一些謙讓，多一份豁達，多一份自信，你就會贏得更多人的好感，也會增添你的人格魅力，會帶來更多的回報，包括健康的回報！

涵。

心平氣和，養生之本

《黃帝內經》告訴人們，百病由心治，百病生於氣，心平氣和是養生的根本內涵。

心平氣和有益健康養生，而怨、恨、爭、悔等負面情緒危害人們健康長壽。因為怨、悔、爭、恨等情緒發生時，心情波動變化後對氣血造成傷害，就會導致身體變化，《黃帝內經》中講「百病生於氣」，比如怒氣過盛傷肺充血，暴喜過度氣血渙散，思慮太甚弱脾胃等等。有時雖然心情暫時恢復平靜，但有相當一些「不平」氣血仍然殘留在體內，使某些部位沒有恢復正常。雖然暫時沒有感覺，但過些時候就會有感覺，如兩人吵架後，暫時和解，但一提到這件事，就氣得不得了。俗語說的「血往上反」，實際上是血壓上升，聲音變高，失去控制，等等。另外，心情變化會導致氣血變化，病位轉移，病情轉移，如果不及時調整心態，將會使病情惡化、循環、加重。尤其是在現代社會，競爭加劇，更應戒浮躁之心。要善於克制，自我排遣，淡化得失恩怨，處理好人際關係。保證每天心平氣和可平衡陰陽，調和六脈，祛病延年。

我有一位患者，生性愛多想，並且還很小心眼，別人對他說句話，他就得琢磨半天，並且老後悔，不管自己做的事情結果怎麼樣，他都要反覆去琢磨，想著如果換種方式可能會做得更好，或者在這件事中，什麼人、什麼事成了做「成事」的障礙。總之，一天到晚，他卻在後悔，在琢磨，在恨人。因為他老是身體出現各種問題，總是跑過來找我，對於他的一切「病」，我都可以用「心不和、氣不順」來解釋。

又有一天，他說他偏頭疼，跑來找我給瞧瞧。我看了看他，一臉的愁眉苦臉，先沒給他看病，只是問他：「最近，又跟誰較上勁兒了吧！」這麼問，病人就開始唉聲歎氣了。他告訴我他的大女兒找了一個男朋友，是外地的，他不同意，所以跟女兒又槓上了。我勸他：「現在人都知道自由戀愛，兒女有自己的思想感情，她的選擇是她自己的事。再說她喜歡對方，肯定那人有可取之處，你應該靜觀其變，只提出你的建議，讓女兒自己去把握，你女兒也二十七八歲了，什麼道理不懂呢？所以讓她自己把握好了！像你這樣，一個人老是有怨恨，氣肯定不順，氣不順則血不行，自己便給自己種下了病根。怨恨誰都不對，恨誰都不順，久恨必生病，恨誰都在恨自己。恨人不好，恨自己也不好，結果會使身體不調，氣不順血不暢，心不順五臟不調，這是自己害自己。所以，你現在這病也甭吃藥了，回家好好養養心吧，多給自己找點樂子，保持心平氣和，病就全消了！」聽我這麼說，病人點了點頭，決定回家先養養心再說。

他走時，我教他：「每晚堅持推揉雙足太衝穴至行間穴一百下，加上推揉拍打心口膻中穴，配合心理疏導，用經絡穴位幫助自己放下，讓自己心平氣和。」他認真的接受了。大家在心不平、氣不和時，不妨也試試這種方法。

其實，心情與身體關係的變化是客觀存在的。心平氣和，身體興；心不平，氣不和，人身體就必敗之。所以，一定要心平氣和，這是養生之本。

在現代社會，競爭很激烈，人如何做到心平氣和呢？

怎樣才能心平氣和

第一，與人為善，寬宏大量。

平和的人，一定是與人為善、寬宏大量、樂觀豁達的人。所以一個人，一定要把名利地位、榮辱得失看得開，要耐心和忍，樂善好施，寬容體諒別人，既不強人所難，也不苛求自己，平和地看待塵世，淡泊地對待自己，愉快智慧地面對一切。

第二，知足常樂，學會簡單。

不想遠方只想現在，做好每天的事，過好每天的生活，生活在這裡就想這裡的事。不與人產生不必要的矛盾，不多吃、多想、多問，不輕信人言，凡事要有愉快、順利成功的準備，又要有接受不愉快、挫折和失敗的準備。

第三，發現美好，享受美好。

一支歌會讓你勇氣倍增，一句話會讓你神清氣爽，一個眼神會使你心馳神往，一張笑臉會令你容光煥發，這都是很美好的事物。所以，要積極發現這些美好的事物，你會改變心境，用心靈去吸納美好，用意念感受美好，如此，你才能保持心平氣和，激發身體的自癒潛能。

第四，萬事求「和」。

一切都順，與誰都和，和自己，和別人，和現實，和事情，和自然，和諧萬物。無怨無悔無爭無恨，真正地順其自然，如此，才能萬物自得天地大，心平氣和和氣生。

第五，少生氣。

他人氣我我不氣，著急生氣沒有用，生出病來無人替，不如平和說話、平和處事、研究學習科學養生法。看得穿，想得透，忍得住，放得下，這樣就會不生氣少生病。

第六，以一顆「好」心去生活。

以一顆感恩心感謝生活，以一顆仁愛心享受生活，以一顆仁慈心笑對生活，以一顆平常心樂觀生活。遇事不躁，處驚泰然，遵循人性做人做事，如此才能培補生命智慧的元氣能量，擁有全身心健康生活。

養心小叮嚀：

人生路上有雨有風，只要你走過就有收穫，所以，以一顆平和心笑對生活，注重實際，想開點，自得其樂，才能「正氣存內，邪不可干」，平衡陰陽，調和六脈，祛病延年。

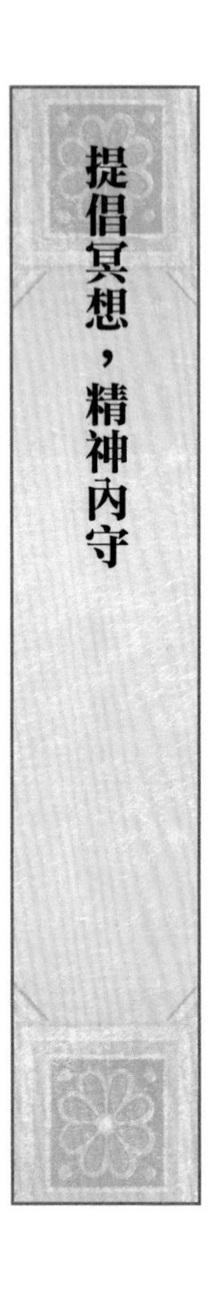

提倡冥想，精神內守

冥想是瑜伽、氣功、宗教（佛教、道教）等的重要組成部分。所謂的冥想就是停止知性和理性的大腦皮質作用，而使自律神經呈現活絡狀態。簡單地說就是停止意識對外的一切活動，而達到「忘我之境」的一種心靈自律行為，這是精神內守的一種重要「修行」方式。

冥想、參禪、凝神等以往被視為神秘莫測的做法，現已日漸被醫學界認可。大量的醫學調查和研究證明：冥想集中注意力，增強免疫力，降低血壓，抑制焦慮，改善睡眠，甚至可以防止憂鬱。冥想實踐中一流的佛教教師漢（Nhat Hanh）（一九九一）還建議：「對呼吸的知覺，以及只是欣賞你周圍的事物，都可以成為通向心理平衡的途徑。」所以冥想是可能幫助你通過獲得深度寧靜狀態、增強自我知識和良好狀態的一種修行方式，值得每個人進行練習。

冥想並非僅僅是放鬆這麼簡單。放鬆只是簡單地使身體和心情放鬆休息下來；冥想卻是有意識地把注意力集中在某一點或想法上，在長時間反覆練習下，使大腦進入更高的意識（類似禪的「入定」），最終達到天人合一的境界。冥想並不是人人都可練習，患有任何情緒病或精神科疾病的人士不可練習，以免造成危險。

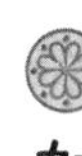

如何練習冥想呢？

我請教過國內一位知名的瑜伽教練，她告訴我，凡是可以達到「無」心，也就是能夠停止自我意識（左腦意識）的活動，任何一種冥想法都可以，也是對其人的最正確冥想法。不過，這種合乎自己的冥想法只能靠自己的感性來判斷，別無他法。另外，《腦內革命》作者春山茂雄認為，看部喜歡的電影，聽聽最喜歡的音樂（古典、爵士），或是興奮地計畫自己的未來，都可以算是冥想的方式。當然，我們既然要講冥想，就得學習正確的瑜伽冥想方式。下面我就根據教練的建議，指導大家科學練習冥想，以養精神，保證精神內守，保證人健康快樂。

第一，冥想前，你應該做準備活動。

開始冥想時，首先找一個你可以舒服地坐著且在二十分鐘內不會被打擾的地方，最重要的是坐著的時候讓你的背部盡可能地挺直，並且最好在早上冥想；然後，坐直，不要躺下，躺著有可能睡著；冥想之前要禁食，不一定盤腿坐，坐在椅子上也可以；之前沖個澡有助於冥想；不需要點香或者蠟燭，但這麼做可以營造一些氣氛。

第二，開始冥想。

當你進行冥想的時候，可以微閉眼睛，開始進行冥想，將注意力集中在呼吸上，注意呼吸的每一細節——吸氣、呼氣、呼吸之間的細微停頓，自然地呼吸，保持對呼吸的意識。這是你在冥想時的唯一任務——留意你的呼吸。如果你的想法游離了，只需讓它回到呼吸上面來。冥想的目的不是完全沒有想法（這是不可能的），而是不被冒出來的想法所影響。如果在冥想當中，你開始回想上一次別人給你結稿費到底是什麼時候，這是再正常不過的，但只要把注意力重新回到呼吸上，不去追隨這些想法就行。

剛開始進入冥想時，如果你的腦子亂得像一鍋粥，你也可以排除雜念，把注意力集中到一個蠟燭的火焰上；也可以用其他的東西，比如一個小點或者花；也可以像念經一樣不斷地重複一句話，有助於集中精神。關鍵是你要在一段時間內集中注意力於一樣東西。當你學會集中精神以後，就可以進入下一步：什麼都不想，心無雜念。做到這一點很困難，有一個辦法是：每當有什麼想法鑽進你的頭腦，你要有意識地將它拋出去。過一段時間，你就能學會如何排除雜念，你不再受各種思想的控制，你開始找到真正的自己。

冥想是件難事，完美的冥想是不可能的。你的想法會游離，你會發現某些日子，你的整個冥想時間都在想著孩子的保險費用該交了。你的意識會游離，時間將流逝，這不要緊。任何時候你分心了，就重新注意自己的坐姿和呼吸。不要養成認為你無法冥想、做不好冥想的想法，只是重新注意你的呼吸就好。

第三，日常生活中的冥想。

許多從冥想中學習到的技巧都能在日常生活中應用，你可以在以下時刻冥想：排隊的時候；睡覺前；煩惱的時候……等等。一天當中，可以進行多次只需兩分鐘的冥想。當你工作的時候、交談的時候或者解決問題的時候，留意你所湧現出來的各種想法和念頭。用同樣的試驗心態觀察你自己一天中的行為和思想。

第四，每日練習。

冥想需要不斷地加強練習，計畫每天冥想的時間並堅持下去。如果你打算進行冥想練習，你就要開始制定你的冥想方案。並且你也可以隨時隨地做簡單的練習，體會你每一刻的情緒、動作，告訴自己正在做什麼，你也可以排除雜念仔細聆聽蟬鳴、風聲……隨你喜歡。

養心小叮嚀：

我們每個人都能夠藉由冥想的方式來創造奇跡，達到《黃帝內經》中所提倡的「精神內守」的養生狀態，不要把它認為是什麼超能力，它是心理上本來就有的東西，而且是任何人都唾手可得的。當你學會進行基本的冥想修行後，你就可以進行高級冥想法了。你可以報瑜伽修行班進行正規的學習。

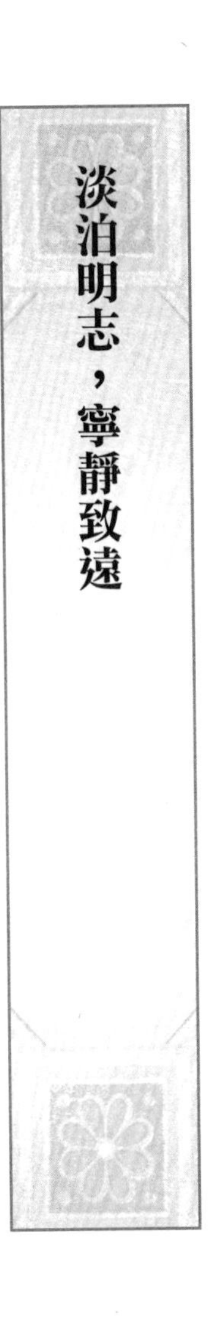

淡泊明志，寧靜致遠

「淡泊明志，寧靜致遠」，出自諸葛亮五十四歲時寫給他八歲兒子諸葛瞻的《誡子書》。淡泊是一種平淡的心態，正因為心中沒有牽掛，沒有雜念，志向才能清晰堅定，才能不被貪欲和虛榮所蒙蔽、侵蝕。淡泊也是一種道家思想，老子就曾說「恬淡為上，勝而不美」，後人一直讚賞這種「心神恬適」的意境。白居易在《問秋光》一詩中也提到了這種養生思想，即「身心轉恬泰，煙景彌淡泊」，這句話反映了作者心無雜念、凝神安適、不限於眼前得失的那種長遠而寬闊的境界。

而寧靜則是心靈的清澈潔淨，正因為心中寧靜，人才健康長壽，這正應了《素問．痹論》中的那句話：「靜則神藏，躁則消亡。」神亡則人死，所以寧靜養身是安身立命之本，並且保持心中寧靜，才不會被外界的紛爭和流言擾亂，才能更加集中精力致力於某項事業或學習中，這樣還愁將來不能實現遠大的目標嗎？

所以，一切都在淡然之中，一切皆在平靜之中，沒有因欲望和雜念而逆轉，一切都是那麼自然而美好，這是大自然的一種智慧，也是養生、安心、立命的一種大智慧。

在這個浮躁誇張的時代，很少人不會被眼前的利欲所誘惑或甘於寂寞的。人類與自然日益分離，陷於世俗的泥潭而無法自拔，追逐名利、物欲，受金錢的誘惑，受權力的紛爭，官海的沉浮讓人殫心竭慮。一旦所欲難以實現，一旦所想難以成真，一旦所望難以成功，就會失落、失意、失志、失望……影響身心健康，甚至喪命，這個或許是人類文明進步的代價。所以，「行到水窮處，坐看雲起時」，在這個紛爭的時代，人要學會自我調適，讓自己定下神、靜下心來欣賞一首歌、一段樂曲，看一本自己心儀已久的書，喝一杯舒展花瓣的花草茶，或是在夕陽西下時陪著家人一起散步，這都是調節自己心態的方式。做自己喜歡做的事情，心態平淡、輕鬆愉快地活在當下。這樣我們才能提高生活、生命品質。

另外，為了淡泊明志、寧靜致遠，為了修身養性，我們還要學會達到一種境界，即「寵辱不驚，看庭前花開花落；去留無意，望天上雲卷雲舒」。這一副對聯寥寥數語，卻深刻道出了人生對事對物、對名對利應有的態度：得之不喜、失之不憂、寵辱不驚、去留無意。只有做到了寵辱不驚、去留無意，方能心態平和，恬然自得，方能達觀進取，笑看人生。

前段時間，一位教研員聽了我兩節課，打算讓我去馬來西亞參加一個中醫學術研討會，有可能的話，近半年之內，會在全世界多個國家和地區開展養生講座。當時得知這個消息之後，的確很興奮，正當忙於準備時，又傳來單位退出了這個課題研究，猛然間聽到這個消息，心中竊喜，自己不用準備了，省去了許多麻煩，但轉而又想，這豈不失去一次機會嗎？權衡之間，已然到了下班時間，回家後給自己和家人精心做了一桌子好菜，看著家人吃得頻頻點頭稱滿意，這才回味過來，自己在工作中失去一次機會的同時，卻贏得了另一種機會，那就是與家人團聚，為家人做一頓美味豐盛的晚餐，其樂不也融融嗎？所以，人生有時就是這樣戲劇化，若我們以平常心態去淡然地面對，把一切利益皆拋下，或許我們前方的路會很輕鬆。況且自己在平常的工作、教學中積蓄著、儲備著，今後還是會受到機會垂青的。

養心小叮嚀：

人要實實在在地生活，安守自己的本分，做好自己的工作，在平凡中尋快樂。在淡泊寧靜之中，調整自己的心態，就會得到充實、輕鬆、達觀的人生，眼前的混沌也會明晰。

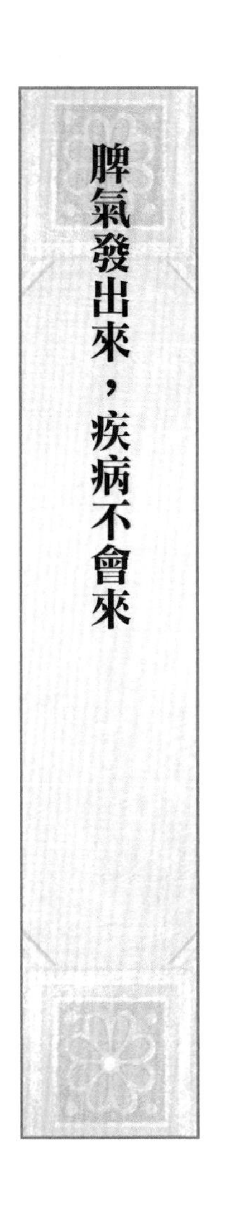

脾氣發出來，疾病不會來

在大多數人看來，發脾氣一般都是有傷大雅的事情，並且被人們認為是性格粗魯急躁、遇事不冷靜的表現。但是有脾氣還是應該發出來，原因是什麼？我可以根據最近一項新的研究成果跟大家說說這事。

最近美國科學家公佈的一項研究結果表示，當人感到氣憤而想發脾氣時，如果能夠及時宣洩出來，會有利於自己的身體，也會給長壽帶來機會。那些不願意宣洩自己不滿情緒或喜歡抑制憤怒的人容易縮短自己的壽命。《黃帝內經》中說「百病生於氣」，也包括心生之氣，不把脾氣發出來，把氣悶在體內，一方面不利於五臟六腑，另一方面也會影響免疫系統的正常工作，與其把不良情緒悶在心裡和自己生氣，還不如宣洩不滿情緒更能有效減少外界環境對人體所產生的不利影響。

雖然我們一再強調遇事要克制和冷靜，但為了健康，還是要適當地把脾氣宣洩出來。當然，不要有事沒事地亂發一通脾氣，比如那些粗魯型的漢子，誰一不小心碰了他一下，或說他一句壞話，不會考慮別人因什麼原因會說他壞話，便馬上跳起來，猶如潑婦罵街一般先發一通脾氣，這樣的脾氣還是不要發為妙，一是傷身，傷氣血，二是有損肝腸，對健康不利。

我所說的把脾氣發出來，應有人性化的理解。下面我來給大家說說。

愛生悶氣的人，易肝鬱氣滯，一定要把氣發出來。

我有一不算熟的朋友，在一家藥材公司做銷售，業績相當好。後來，由於同事不斷地排擠她，她一氣之下辭職了，回家做起了全職太太，但她卻變得鬱鬱寡歡了，不再像以前那樣積極了，一年下來，她感覺身心疲憊，面色也失去了往日的光彩。兩年以後的身體檢查顯示，她患有中度乳腺增生。愛生悶氣似乎是所有女性的專利，主要表現為肝鬱氣滯，這會給女性的身體帶來很多不利的影響。而男性一般容易把肝火發出來，這就不會像女性一樣，因悶氣傷身。所以在這方面，女性或者那些愛生悶氣的男性，應該學習那種適當「發火」的人們，別把氣悶在體內，傷害自己。

但是過度的發火，也會導致肝陽上亢。那些有火爆脾氣的人，經常處於發怒狀態，容易禿頭或引起其他身心疾病。所以平時養生的第一件事就是要做到不生氣。所謂的不生氣，並不是把氣悶住，而是修養身心，開闊心胸，通過其他途徑把「氣」發出來，比如，可以通過運動，或者找人傾訴，等等，都是發洩的有效途徑，只是別過度就行了。

如何放出心中之火

第一，優雅地發脾氣，變向地發脾氣。

生氣時，憤怒就像洪水一樣，堵不如疏。所以憤怒時要尋找管道適當地表達。比如，上面說的，可以通過運動，或者找人傾訴等等，其實，還有很多有效的方法可以幫助緩解怒氣對身體的傷害。請認真理解，不是幫你扼制怒氣，而是幫你化解悶氣對身體的傷害，也算一種變相的「發脾氣」方式吧。

第二，形意五行拳。

崩拳屬木，應肝，是形意拳中最簡單的拳法，也是最實用的拳法，就是左右崩拳連環打出。生氣鬱悶不舒時，試試打幾趟崩拳。經常鍛煉崩拳能夠起到舒肝利膽的作用。

第三，按揉太衝、足三里穴。

剛開始時，會很痛，反覆按摩直到這兩個穴位不再疼痛為止。對舒肝解鬱化解怒氣很有益。

如果是在非常重要的場合，讓你不能發出你的火氣，那麼該怎麼辦呢？試試做六字訣中的「噓」字功，因為「噓」字在六字訣裡屬木通肝，即使不知道六字訣練功方法，在生氣時自己覺得需要迅速梳理一下肝氣時，請做一個噓聲的動作試試看。而我們在做「噓」狀時，食指放在嘴上發出「噓」，食指螺紋面屬肝，伸食指相當於舒肝。「噓」時舌頭的兩邊正用力抵在兩邊的上牙齒上，熟悉中醫舌診的人都知道，舌尖屬心，舌尖的兩邊屬肺，舌兩邊屬於肝膽，熟悉舌頭、口唇和五臟的對應關係，就容易理解為什麼發一個音就能調理相應臟腑了。

養心小叮嚀：

人要經常修養身心，儘量避免讓自己發火的事情，如果實在火氣要發，就一定要發出來，但需要透過科學的方法，比如運動、傾訴等，哭也可以，但不可過。另外，也可以用我上面教大家的這些方法來化解脾氣。如此，你才能保持良好謙和、易親近的良好形象，也不會因為大發脾氣，或把脾氣悶在心裡而傷身心，這樣才能讓你更加健康、長壽，一舉多得。

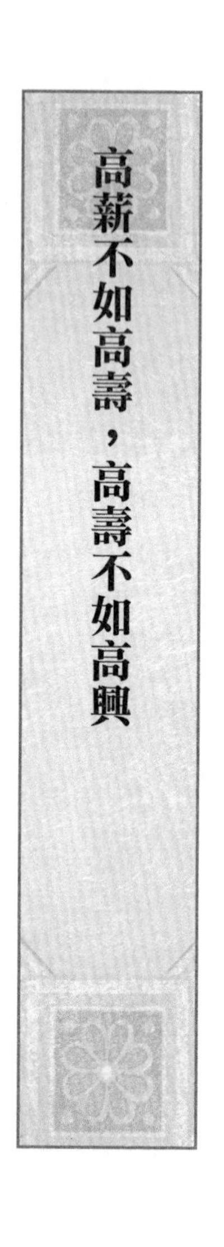

高薪不如高壽，高壽不如高興

最近很流行一句話：「人生在世，高薪不如高位，高位不如高壽，高壽不如高興。」這話我很欣賞，也是我想給所有人的一個養生建議。如果每個人一生中，每天都能高高興興快快樂樂的，那真的是難得的幸福。不過，現代人能有這種幸福絕對是奢侈，因為這是神仙都難達到的事，我們一起來看一則小故事：

四個白髮蒼蒼的老人，都受苦受累了一輩子，他們決定在晚年時，求神仙滿足他們每個人今生最大的願望，所以他們歷經千辛萬苦找到了神仙。

第一個老人跟神仙要的是富貴，他說他一生貧窮，需要有錢，過過富裕的生活。神仙覺得這有何難，於是教給了老人點豆成金之術，讓老人過上了富貴的生活。

第二個老人要求過輕鬆、享福的日子。神仙想，這也不難，於是他給了老人一座宮殿，給了他奴僕，讓他行車有馬，睡有錦床，衣來伸手，飯來張口。

第三個老人要求不生病，要求長壽。神仙想，這更不難，所以賜給老人一顆長生不老丹，保老人長命百歲。

第四個老人一不求富貴，二不求壽祿，只求每天有一份快樂的心情，攜三五摯友遊山玩水，傾心暢談，以消永晝，於願足也。神仙一聽，大吃一驚地說：「這般清福，連我神仙都享受不到，你凡夫俗子何得有此奢望？」於是神仙嚇得逃跑了。

雖然這個故事帶有虛幻的色彩，但是卻給我們一個提示，即應了這篇的主題——「人生在世，高薪不如高位，高位不如高壽，高壽不如高興」。

人活在當世，太多的欲求煩擾身心，人們各自對幸福的追求各不相同，所以要讓每個人認同「高薪不如高壽，高壽不如高興」這樣的養生理念並不容易。但是我想說的是，根據自己的實際情況，量力而行地做好自己想做、能做、願做的事情。而高興無論怎樣，都應該是人一生追求的幸福目標。所以，建議每個人，要合理地找自己的「比對」物件。年輕力壯時，不比財富，不比地位，要比知識的佔有量，要比對社會的貢獻，要比人格的修養；年老退休時，不比財富，不比身體，要比快樂，比輕鬆，比誰活得自在。若能做到這些，能切合實際地讚美自己，肯定自己，生活也許會更加滿足。

因為高興了，就是養心了，養生先養心，這是中國傳統的養生理念。《黃帝內經》中處處深藏養心的方法，其一個目的就是讓人高興。高興了，身體陰陽平衡，氣血平衡，就長壽；不高興了，傷身傷神志，導致機體陰陽失衡，就生病。所以，還是要把高興當做一生的大目標來為之奮鬥。

那麼，一個人如何才能做到高興呢？下面我給大家這樣的建議。

第一，學學白居易：「自靜其心延壽命，無求於物長精神。」

唐代大詩人白居易活到七十四歲，儘管他體質很弱，但心態很好。樂觀、自娛，對物質的追求看得很淡，所以天天高興，結果即使是藥罐子也活出了大壽命。有詩為證：「自靜其心延壽命，無求於物長精神。」

第二，學學袁曉園：順其自然。

袁曉園是一位長壽老人，終年一百零二歲。在她的《百歲感懷》這首詩中寫道：「不拜耶穌不參禪，不信氣功不練拳，人間哪有不老藥，順其自然過百年。」袁曉園的淡泊明志，寧靜致遠，恬淡虛無是她高興、長壽的基礎，值得我們每個人學習。

第三，學學趙朴初：「寬心」。

著名的佛學大師、中國佛教協會會長、著名的社會活動家趙朴初先生的「寬心」心態，也是其長壽、高興的養生經，還做了一首《寬心謠》，值得我們每個人學習：

「日出東海落西山，愁也一天，喜也一天；
遇事不鑽牛角尖，人也舒坦，心也舒坦；
每月領取養老錢，多也喜歡，少也喜歡；
少葷多素日三餐，粗也香甜，細也香甜；
新舊衣服不挑揀，好也禦寒，賴也禦寒；
常與知己聊聊天，古也談談，今也談談；
內孫外孫同樣看，兒也喜歡，女也喜歡；
全家老少互慰勉，貧也相安，富也相安；
早晚操勞勤鍛煉，忙也樂觀，閒也樂觀；

心寬體健養天年，不是神仙，勝似神仙。」

另外，還有國民黨元老陳立夫，「知足常樂，無求乃安」，是他一生高興、長壽的座右銘。

其實，列舉上面這幾位老人的「高興」養生經，就是要告訴大家應該高興以及讓自己高興的方法。

養心小叮嚀：

人不可能永遠處在好情緒之中，生活中既然有挫折、有煩惱，就會有消極的情緒。把正面能量全都掏出來，幫助自己獲得「高興」，縱使在人生的旅途上，曲折、磨難和逆境多於坦途、順利和成功，但是擺脫了精神的枷鎖，讓自己開開心心，人這一輩子還是活得幸福的，人也更健康長壽，活得也值！

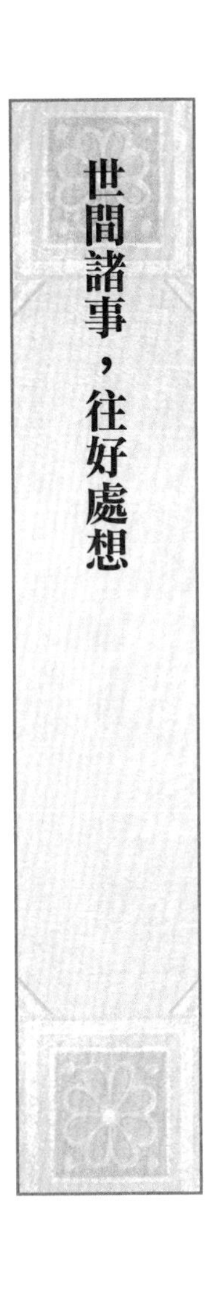

世間諸事，往好處想

我有一患者，今年二十九歲，結婚了，有父母、兄弟，有自己的孩子，生活安定。「不知道為什麼，要是從電視上或報紙上看到一些不好的事情，總是會和我的家人聯繫在一起，總幻想如果這些事情發生在家人的身上，會有怎麼樣的情形出現，誰身體不好了就聯想到非常嚴重的程度，即什麼事情都往壞處想，我這是心理疾病嗎？需要治療嗎？」上面這些話是患者跟我的主訴。

對於患者的情況，我給她進行了一番勸慰，然後建議她去找心理醫生進行系統治療。但是就這類問題，我想跟大家說的是，一個人對周圍人與事物應該有一個正面、積極的認知取向。世間諸事，多往好處想想，對身心健康有益，對快樂生活有益。

人人心中都有兩個「小巫」，一個叫樂觀，一個叫悲觀。樂觀是心情愉悅、情緒健康的精神狀況，是心理平衡的表現。樂觀情緒可以增強人體免疫力，有效抵禦各種疾病的侵襲。而經常情緒低落、沮喪的人，因免疫功能降低經常會罹致疾病纏身，就像《黃帝內經》中所說，「悲哀愁憂則心動，心動則五臟六腑皆搖」，所以人就會生病。世衛組織一份調查報告指出，天天悲觀，凡事過分擔憂，目前已成為世界第四大疾病表現，而且還有繼續蔓延趨勢。情緒主宰健康，快樂戰勝疾病。所以我們應該在困難面前讓樂觀打敗悲觀，換言之，每個人都應該將事情往好處想，培養樂觀人格，人才會健康長壽。

沒有人一生一帆風順，任何人都會遭逢厄運。有一個叫米契爾的青年，一次偶然的意外事故，把他身上三分之二的皮膚都燒壞了，他為此動了十六次手術，手腳變成了肉球（不分瓣），無法拿起叉子，無法撥電話，也無法一個人上廁所，面對鏡子中難以辨認的自己，他痛苦迷茫。但是他想到某位哲人曾經說的：「相信你能，你就能！問題不是發生了什麼，而是你如何面對它！」米契爾不再認為他被打敗了，積極的心態和頑強的努力讓他六個月之後，又能開公司了！

但不幸的是，米契爾開辦公司後的第四年，他又出了問題，飛機出事，把他胸部的十二條脊椎骨全壓得粉碎，腰部以下永遠癱瘓！「我不解的是為何這些事老是發生在我身上，我到底是造了什麼孽，要遭到這樣的報應？」但米契爾仍不屈不撓，經過不懈的努力，米契爾成為美國人心中的英雄，成為美國坐在輪椅上的國會議員，並且還娶了一位漂亮的女孩做自己的妻子。雖然米契爾受傷後，面部恐怖，行動不變，但是他勇敢地向他的「最愛」表白，約會、求愛。兩年之後，這位金髮女郎嫁給了他。

從米契爾的經歷中，我們可以從一個新的角度來看待人生中一些不如意的事，世間萬事，儘量往好處想，只要你不認輸，就有機會！生活不是缺少美，而是缺少發現。凡事從好處想，就會看到希望，有了希望才能增添我們生活的勇氣和力量。

蘇東坡也是一個凡事往好處想的典範。他的仕途之路異常坎坷，在四十二年的官宦生涯中，三分之一的時間在「下放」中度過。但他並沒有自暴自棄、放浪不羈，而是將一腔悲憤化作了文學創作的動力，他寫下的《念奴嬌．赤壁懷古》等流傳千古的詞作，在詞壇開創了豪放之風的先河，也給自己的創作開闢了一方廣闊天地。另外，在他下放期間，還創造出二十多種菜餚，如東坡肉、東坡鯽魚、東坡豆腐等，這些菜品至今還被人們津津樂道。蘇東坡總是不斷地將痛苦昇華為快樂，以至達到苦盡甘來的境界。

其實，凡事往好處想，不僅會交好運，而且還有益於樂觀長壽。在史書上記載，蘇東坡最後一次流放到儋州時，已六十二歲高齡。據說他是抬著棺材去的，怕自己在當地待得太久，不能活著回來。但他的樂觀造就了頑強的生命力，促使他在惡劣的環境中挺了過來。就中醫的觀點來研究，凡事往好處想，樂觀的人，能補腦髓，活筋絡，舒血氣，消食滯，勝於服食藥耳，有益身體。所以，與悲觀的人相比，凡事往好處想的樂觀的人更長壽，生命品質更好。

生活就是一面鏡子，你對它哭它亦哭，你對它笑它亦笑，快樂是一天，不快樂也是一天，為什麼不樂觀地度過每一天呢？所以凡事往好處想，我們才能勇敢地活下去，健康地活下去。那麼如何培養凡事往好處想的大智慧呢？

凡事怎樣往好處想

第一，積極擺脫困境，有意培養往「好處想」。

每個人都會碰到不稱心的事情，即使天性樂觀的人也是如此。當遇到困境時，找最佳的方法去解決，鼓勵自己學會忍耐和堅強面對，鼓勵自己凡事多往好的方面想，不要盡往消極的方面想，或找好朋友傾訴一番。這樣，困境解除了，積極調整心態，人依然會健康快樂。

第二，淡泊是心理養生的免疫劑。

有了淡泊的心態，就不會對身外之物得而大喜，失而大悲，更不會多想。所以修煉淡泊的心志，是保證往好處想的重要法寶之一。保持一顆平常心，一切有損身心健康的因素，都將被擊退。

第三，用微笑對待人生厄運。

微笑著，生命才能征服紛至沓來的厄運；微笑著，生命才能將不利於自己的局面一點點打開。所以遭遇不好時，請記得保持微笑，微笑是樂觀擊敗悲觀的最有利武器，可以讓你健康、快樂。

第四，重新定義失敗。

活在現在，不是過去也不是未來；做事前多做思想準備，如果失敗了，重新定義失敗，失敗或許給你帶來陣痛，但更能讓你學到東西。

養心小叮嚀：

世上本無事，庸人自擾之。生活中是有不愉快的事，但我們還是應以樂觀的態度來對待它。常常憂思和憤怒，只能使健康的身體變得衰弱。我們在面臨困境時學會安慰自己：「船到橋頭自然直。」我們在鼓勵他人時常說：「凡事要往好處想。」只要希望常在，不急不躁，平衡心態，身體就會長期處於平衡狀態，人也才能快樂每一天，健康一年又一年。

第五章

人老心先老之祕

——健康長壽的中老年生活智慧

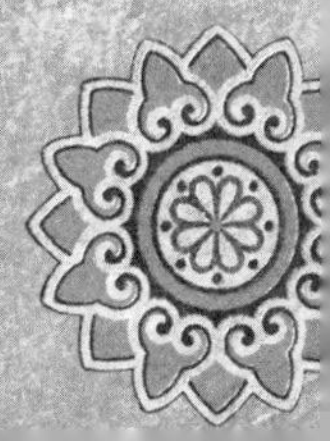

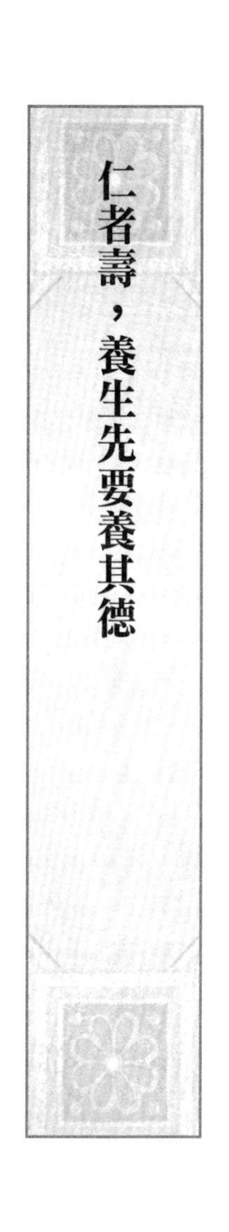

仁者壽，養生先要養其德

「仁」是中國古代一種含義極廣的道德範疇，包括孝、弟（悌）、忠、恕、禮、知、勇、恭、寬、信、敏、惠等內容。本指人與人之間相互親愛。

仁者壽，即德者壽，指道德崇高的人可以長壽，出自《禮記．中庸》，引孔子：「故大德……必得其壽。」德者壽的觀點是儒家養生思想最為集中而典型的體現。這是由於儒家特別注重個人的道德修養在養生中的作用，自我道德感的滿足，緩解了情感方面的矛盾，減少了心理衝突，給生理機制帶來良性影響，從而有益於人的健康、長壽。反之，一個成天爾虞我詐小肚雞腸的人，壓根兒沒有誠信可言，這樣的人心理是脆弱的，儘管你機關算盡，到頭來反害了卿卿性命。因為你天天都在受緊張情緒的煎熬，「悲憂驚恐傷命根」，這是《黃帝內經》中的養生大忌。所以現代的養生專家都主張突出個人養德的主動性，來達到道德自我完善的境界，把「仁者壽」養其德，當做得長壽的基本要素。

某單位有一老同志，姓高，今年有八十多歲了，高大而挺拔的身軀，滿面的慈祥敦厚。早年間是研究院的幹部，現在雖說退休了，卻主動做起了離退休辦公室第五支部書記，這一幹就是十多年，管理後勤工作。支部每年要組織外出參觀、旅遊、垂釣什麼的，有人生病了要去看望，有人去世了要去送行，年節大家要聚聚餐……都得這老高張羅，他也忙得不亦樂乎。年年單位評選優良員工，老高總是被大家公認的。別人誇他時，老高則不好意思地說：「這叫發揮餘熱啊！」總之，一個樂呵呵的「仁」老頭，到處都能受到人的愛戴和關心，他自己也活得開心滿足，所以八十多歲了，身體還挺硬朗，大家都盼望這麼好的老人能活一百歲，再為民服務二十年！

從老高的身上，我們可以看出，以一顆仁愛之心去愛人，去尊重人、體貼人、關心人、幫助人，人與人之間相親相愛、情感溝通、心靈交融，大家就都會生活在溫暖與快樂之中，這對個人的身心也有好處，所以「仁者壽」，用平和、博愛的胸懷和「毀譽不動，得喪若一」的心態來為人處事、生活，就能健康長壽。

當然，「仁者壽」養生的內容還有很多，還很豐富，下面我就同大家一起來學習。

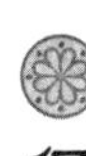

何爲仁者壽

第一，仁者壽要對人「仁」。

對人仁，我上面的這些篇幅都是在講對人「仁」而養其德，而長壽的道理，請讀者自己揣摩，懂得對人「仁」而養生的道理，這裡不再進行過多的講述。

第二，仁者要對大自然「仁」。

對待大自然的態度，包括對待地球上一切有生命之物，都要傾注「仁」愛的情感。這個養生益處在於，從大而言，是關乎人類生存的問題；從小而言是個人對自然的一種態度，也是人的一種品格、一種感情和一種情操。但凡有仁愛之心的人，對一花一草、一樹一木、一鳥一獸，都無不關愛備至。這一點在中國著名的古文字學家季羨林身上體現得非常淋漓盡致。

季羨林對草木鳥獸的關愛之心，超出了人們的想像。他為古藤蘿的被砍伐痛心疾首，淚流滿面。他對小動物的寵愛，更是讓人妒羨。曾聽人說，季老家二十年來先後養過四隻貓，他與每一只貓都有深厚的感情。白天，他親自為貓做飯；晚上，他與貓們同眠。他散步，貓便隨其後。貓生病了，他躺在床上輾轉難眠。貓如果走丟了，他便會失魂落魄，即使小貓給他闖下禍了，他也決不打小貓一掌。在他的散文中，有許多篇是吟詠花木鳥獸的，讀這些文章，你會感覺到季老的仁愛之情和純潔的內心。天下凡懷有博愛之心、富於感情的人，才會具有「愛萬物」的高尚情操，也正因此，我們才能讓身心與自然平衡，與自然和諧相處，如此，我們才能健康快樂地長生。

第三，仁者要對社會「仁」。

曾與幾位友人一道議論「仁者壽」的定義。大家都認為，這種養生理念非常有科學性，作惡多端的人其生病或因病死亡的比例比廉潔者高出幾倍。原因就是，雖然百姓對腐敗者的「不仁」無法懲治，但是懲罰他們的是自己良心的不安，「當違反自己的倫理道德準則時，在精神上和身體上就會受到自體的攻擊，引起激素分泌紊亂」，從而有損健康。這可能也就應了那句「善有善報，惡有惡報」的因果報應了吧！

第四，仁者要對自己「仁」。

孔夫子說：「仁者壽。」也要對自己「仁」，不難為自己，不糟踐自己，每天都規律作息，開開心心生活，就是對自己最大的仁慈，人也就會心平氣和，精神內守，病安從來，人也能健康長壽。

養心小叮嚀：

德高快樂多。德行好的人，讀書至樂，創新生活，助人為樂，運動添樂，活動聚樂，交友融樂，藝術升樂，知足常樂，真可謂快樂多。尤其是助人為樂，由於在幫助人中得到了別人的感激甚至熱愛，這種充滿溫暖和美感的外在道德評價能使一個人的內心生機盎然，健康有加。

平衡心理，遠離衰亡

心念的波動影響著個人、家庭、社會、世界，甚至宇宙萬物。我們的一起心、一動念，都會影響我們的身體健康；恨惱怒之心一起，身體會產生毒素，至少三天才能平靜。因此，我們要追求身體健康、生活快樂、人生幸福，要嚮往社會安定、世界和平，一切都要從自己的內心做起，平衡心理，你才能健康長壽，遠離衰老。

在《黃帝內經》中，將情志活動與五臟六腑、四時陰陽、五運六氣、外邪侵襲、氣血逆亂、體質等多種因素、多角度結合起來，闡述了心理情志與人體健康、衰老的關係。一個更為總結性的理論告訴我們，人的心理任何一種失衡狀態，都可以給人帶來滅頂之災。所以，現代人養生一定要善於克制，自我排遣，淡化得失恩怨，處理好人際關係，保持心理平衡，且能平衡身體陰陽，調和六脈，祛病延年。

俗話說，人生不如意事，常有八九。可是別人卻一帆風順，福祿壽全有，這就可能會引起人們的心理失衡。心理一不平衡，就克制不住自己的失落、嫉妒、私欲等，最後走上了死路一條。這「死」，可能是心理不平衡導致疾病纏身而死，也可能由開始心理不平衡，發展到權錢交易、大撈特撈的過程中淪落為階下囚、槍下鬼而死。所以心理不平衡是生命品質貶低的源頭，也是導致身體衰老、疾病叢生的源頭。

我有一朋友，原是某水利局的幹部，年輕時是個很不錯的幹部。然而，當他到了科長、常委書記的位置上時，看到那些能力平庸之輩透過投機鑽營，一夜之間成為腰包鼓脹的暴發戶，心理便開始不平衡，就琢磨如何用手中權力使自己的腰包也鼓起來。於是，一筆筆赤裸裸的權錢交易，使他在犯罪的路上越走越遠。

我還有一朋友，五十多歲的老太太了，本來是該在家安享晚年的日子，可是自從對門搬來一位上海老太太，她就開始心理不平衡起來，她看對門老太太戴一副金耳環，她也要去買一對，節衣縮食也要買，並且她本人患有糖尿病，天天藥不離身，可是為了買金耳環，她寧可不吃藥也要買，結果血糖上升，住院搶救。後來，鄰居老太太來看望她，她還認為人家是故意在她面前炫耀，故意氣她，結果在醫院就拿話諷刺人家，把人氣走後，她自己又氣得血壓升高，使自己的病情更複雜。

所以從我的兩個朋友來看，不平衡心理常常源於錯誤的比較，即選錯了比較的「對照組」。前面的那位科長把那些暴發戶當成了「對照組」，後面的老太太則把別人比她好當成了「對照組」，於是產生了心理失衡，接下來不是大搞權錢交易，就是被氣得身心失衡引起健康問題。無數事實告訴我們，在當今社會的種種誘惑面前，人保持平衡的心理，是養生、安身立命的大智慧，可以防止給自己帶來更大的災難。

所以，在這裡我要提醒大家，人要有所追求，但不可奢求。奢求不得，會氣阻傷身。商品社會機會增多，但機遇運氣各種因素並不均等。人應求其所能求，捨其所不能求，心安自得而培養元氣，才能「正氣存內，邪不可干」。欲望強烈之人有損元氣，健康無從談起。

怎樣平衡心態

第一，對自己不過分苛求，對他人期望不要過高。

無論做什麼事，應把目標定在自己的能力範圍之內，不要不切實際地定高目標，經過努力達到後，心情就會非常舒暢。對他人不要寄予太大希望，每個人都有他的思想、優點和缺點，不要將自己的「標準」強加於人，這樣會減輕不少煩惱。

第二，疏導自己的情緒。

出現不平衡的心理情緒時，要學會情緒的轉移，傾訴可取得內心感情與外界刺激的平衡，去災免病；也可以將自己轉移向另一事物，比如快速奔跑、大聲吼叫、唱歌等。既轉移了注意，又釋放了不良情緒。

第三，求雅趣，在娛樂中疏導自己的不良情緒。

心理失衡時，做自己喜歡做的事，可以消除心理壓力，釋放鬱悶情緒，緩和報復心理，是保持心理健康的最好辦法。比如出遊、下棋、打牌、繪畫、釣魚等，學會幾種娛樂方式，是保持心理平衡的一劑良藥。

第四，與人為善，多做好事。

從自己做起，與人為善，在別人需要幫助時，伸出你的手，施一份關心給人。這樣，人才會感到踏實，有助於保持心理平衡。

第五，遺忘，是對自己最好的呵護。

人生的道路是曲折坎坷的，忘卻對你心理有影響的人和事，是保持心理平衡的好辦法。所以，忘記他人對你的傷害，忘記脆弱的情懷，忘記你曾有的羞悔和恥辱……這樣才不會讓你「負重」前行，如此你得到了解脫，心理也就平衡了。

養心小叮嚀：

人一定要正確估量自己和周圍的人和事，必須意識到你所遇到的煩惱是生活中難免的。儘快平靜下來，樂觀處事，丟掉包袱繼續前進，做一個真正的達觀者，這樣你才會更健康，取得更大的成就。

通往虛靈境界的奧妙：「正視現實，明鑒自己，完善自我」

虛靈，指人的返璞與歸真，體現出一個人的真、善、美，它多以一種境界、風格而存在。常懷虛靈之人，淡泊名利，以慈善為本，胸襟寬廣，以苦為醇，先天下之憂而憂，後天下之樂而樂，奮發向上，嚴於律己，寬以待人，能明辨是非曲直，仗正義而驅邪惡……總之，一切好的精神、性格狀態，都可以安在常懷「虛靈」之人身上。

《黃帝內經》首篇《上古天真論》中有「恬淡虛無，真氣從之，精神內守，病安從來」的句子，一個常懷虛靈的人可以達到《黃帝內經》中的這種養生、養心境界，所以這樣的人也活得最開心、最快樂、最健康。所以我們必須用很強大的養心理念來實現這一目標，當然不是說要讓你成為聖人，而是這樣做可以讓你更加健康、快樂、長壽。那麼什麼養生理念能達到這一目標呢？「正視現實，明鑒自己，完善自我」，無疑是最好的方法。

怎樣通往虛靈境界

第一，正視現實。

因為現在這個社會太淩亂了，太不圓滿了，所以人生活的環境就太不公平了。我們要正視這個現實，不能對現實要求得太高了，既要面對正面的現實，更要面對負面的現實。比如社會科技發展帶來了物質的豐富，可是也會帶來社會秩序的混亂；這個世界有和平，也有戰亂；雖然人能得到高薪，可是也會因為工作壓力太大導致各種心理疾病增加；我們居住的地球有意想不到的天災與人禍，地震、颱風、傳染病……並且有的人長得好看，有的人卻缺胳膊少腿，或是醜得面目可憎，等等。總之，世界不公平，社會不圓滿，人生不平等，這些現實都是客觀存在的，而且永遠改變不了。所以需要你正視現實，坦誠地面對它，改變自己去適應它，從容對待一切是是非非，用平常心面對生活，看待客觀世界。在人生的道路上就可以少些抱怨的態度，多些奮進的精神，為修煉通往虛靈的境界而努力。

第二，明鑒自己。

自己是什麼樣子，一定要明鑒自己，要有自知之明。明確自己所擔當的社會角色及應處的地位、應盡的義務、該享受的權利；正確地估計自己的能力，知道自己的優缺點、長短處；承認自己，接受自己，允許自己不如別人，等等。總之，堅持原則，對自己的評價和認知，要平淡一點，實際一點，經常反省，才能勇於開拓進取，也只有這樣，才能修煉通往虛靈的境界。

第三，完善自我。

明鑒自己之後，知道了自己的優缺點，就要努力完善自己，但如何才能完善自己呢？仁者見仁，智者見智，以下內容僅供參考：

1. 加強自身修養，擴大知識面，拜嚴師求學習，應該是完善自己的重要途徑。在學習過程中培養良好的性格品質，如勤奮刻苦的性格品質，嚴肅認真的性格品質，培養樂於助人的性格品質……等等。如此，才能修煉成一個才學廣博、積極向上的人。

2. 學會辯證地看待事物，有所得必有所失，有所失才能有所得。不要以自我為中心，在施與受的過程中，多尊重別人，多理解別人，先給予，先奉獻。這樣才能得到別人的尊重和愛戴。這也是完善自我的一個重要方面。

3. 透過讀好書、看好的電視節目和電影來培養自己的性格，也可以學習一些做人的道理，學習高尚的價值觀、人生追求和閃耀的性格特徵等。

養心小叮嚀：

做到了這些，我們就可能成為一個優秀的人，才能真正通往虛靈的境界。同樣，達到虛靈境界，或是在往虛靈境界努力的過程中，我們也會更加快樂、健康、長壽。

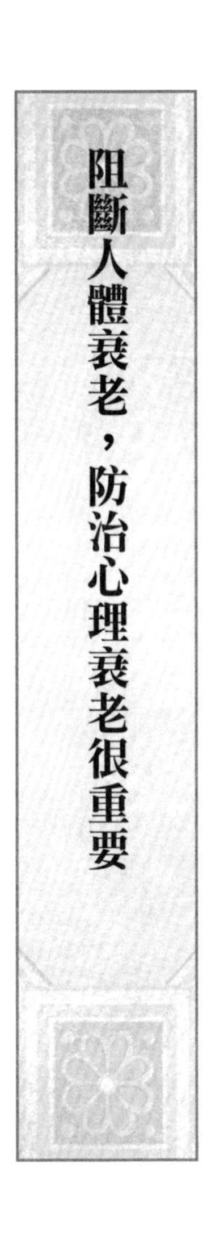

阻斷人體衰老，防治心理衰老很重要

人體衰老是一個複雜的生物學和心理學變化過程。其中，心理衰老對人體衰老所起的作用是十分巨大的。研究者認為，要延緩人體衰老出現的時間和衰老的過程，防止心理衰老很重要。

美國科學家最近發現了一項新的成果，即心理壓力對人體細胞是有影響的。在美國，實驗者分別跟蹤檢測了五十八位母親在心理壓力下細胞的變化，結果發現壓力最大的婦女，其白血球細胞的染色體端粒也最短。在這些人身上，壓力對細胞的影響是如此明顯，相當於加速了九～十七年的細胞老化。

由上面的研究結果我們得知，要想阻斷人體衰老，防治心理衰老很重要。甚至有人還認為，心理衰老是走向死亡的催化劑。所以我們每個人都要學會面對各種壓力，學會放鬆，儘量挽回失去的「生命」。

那麼心理衰老有何表現呢？其實這個問題因人而異，常見的是心理衰老的人經常有種疲憊感，感覺生活沒有意義，對什麼事情都沒有興趣，將生活當成一種苦悶的負擔，有生不如死的感覺，在極端情況下會採取自殺的非正常手段來結束自己的生命。

 阻斷心理衰老九法

第一，用愛擊退心理衰老。

很多人的心理障礙都與他們一生中獲得的愛缺失有關係。而愛是心理最為重要的「營養素」。父母之愛、夥伴和師長之愛、情侶之愛和夫妻之愛、同事、親朋和子女之愛等，都會幫助一個人在生活中有更多歡樂和溫馨，在事業上更具信心和動力，並且還會治療精神障礙和心理疾病。所以用愛來擊退心理衰老無疑是最好的方法。當然愛的內涵十分豐富，並不單指情愛，還包括關懷、鼓勵、安慰、讚揚、獎賞、信任、幫助和支持等。所以當一個人發生心理障礙問題時，周圍的人用愛幫助渡過難關，是最

有效的治療方法。

第二，通過宣洩和疏導擊退心理衰老。

當人遇到了棘手的問題，應當接受疏導並適度宣洩。不妨向親朋好友或心理醫生傾訴，把埋在心中的鬱悶和不快都說出來，也可以通過其他方式來宣洩和疏導，比如運動、痛痛快快地大哭一場等等，都是不錯的宣洩方法。人們可以根據自己的具體情況和具體需要來選擇不同的方式方法，釋放精神壓抑，維護心理平衡。

第三，用信念和理想擊退心理衰老。

信念和理想猶如人心理的平衡器，幫助人們保持平穩的心態，防止人們因坎坷與挫折而誤入心理的盲區，產生心理衰老感。一個人有了進取心、理想，並充滿希望和奮發向上，就能老而不衰，充滿活力。相反，如果沒有進取心和理想，並充滿失望，就會加速心理衰老。所以積極地樹立崇高的理想，培養自己的良好信念，更有助於心理的健康，防治心理衰老。

第四，透過「忘年交」擊退心理衰老。

「忘年交」就是忘記年齡、職業、輩分的平等交往。心理衰老時，多和年輕人甚至兒童結為無話不談的摯友，能使年紀大的人收穫「忘年」，保持心靈年輕，防治心理衰老。

第五，用積極的生活態度擊退心理衰老。

「笑口常開，笑臉常駐」，「喜則氣和志達，營衛通利」。喜悅的過程，猶如人體能源（精神能源和機體能源）的釋放過程，獲得釋放的能源，將形成原動力，展開新的精神活動，並支配著身體活力，抗擊衰老，可以說，這是《黃帝內經》中的抗衰老大智慧。另外，要保持沉靜樂觀，愉快知足，能正視現實，嚮往未來，積極地追求生活目標的心態，這樣就有精神寄託，可以不斷地培養自己的意志和自信心，不斷地與自我頹廢的心理狀態作鬥爭，這樣可以防止心理衰老影響人的生命品質。

第六，透過多用腦、勤思考來擊退心理衰老。

多用腦，勤思考，使腦細胞和組織器官不萎縮。很多具有強烈求知欲的老年人，即使是高齡老人，他們愛學習，頭腦的記憶、計算能力都很好，當然也不會出現心理衰老。所以平常要合理、科學地用腦，並且要保證起居有常，生活作息有規律，對保護大腦的健康是十分重要的。保持好大腦的年輕，人的心理也就不易衰老。

第七，透過參加體育鍛煉擊退心理衰老。

體育鍛煉可以增添生活樂趣，使精神振奮，心情愉快，提高信心，所以人要主動積極地安排好日常生活的體育鍛煉專案，從而增強心理功能。但是要提醒大家的是，體育鍛煉要持之以恆，三天打魚兩天曬網是無濟於事的。

第八，透過娛樂活動擊退心理衰老。

讀書、看報、書法、繪畫、音樂茶座、電視新聞等，所有這些都可以使人充實，心理自然健康。所以要勤快一點，從事力所能及的家務勞動，養花種草，不封閉自己，關心社會，結交朋友，多培養些娛樂愛好，這些是保持積極的生活信念和延緩心理衰老的有力武器。

第九，處理好人際關係，擊退心理衰老。

人活在世上，一定會接觸人，所以良好的人際關係是保證心理健康的重要法寶。人際關係越好，人生活得越幸福，越不容易心理衰老。處理好人際關係重要的是真誠，真誠是打開別人心靈的金鑰匙，使人產生安全感，減少自我防衛。保持聯絡，空閒的時候給朋友通個電話、寫封信、發個電子郵件，哪怕只是隻字片語，也會愉悅雙方的身心，保持感情。如果是競爭對手，記得無論對手如何使你難堪，千萬別跟他計較，輕輕地露齒微笑，既有大度開明的寬容風範，又有一個豁達的好心情，還擔心敗北嗎？在家庭中，無論小輩或老人都應和睦相處，感情融洽。這樣才能使人興致勃勃地、好好地為社會做些有益的工作，從而延緩人的心理衰老。

養心小叮嚀：

要想保持心理健康，防止心理衰老，人們就應該經常主動地為自己補充各種必需的心理「營養素」。只要有快樂在，人的精氣神才會長盛不衰，也會生活得更健康、長壽、幸福！

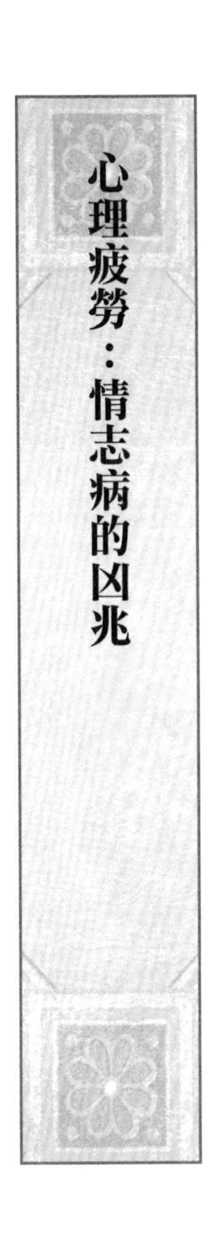

心理疲勞：情志病的凶兆

記得有一次休假，我去一家心理諮詢機構探望一位老朋友，諮詢電話不斷地打進來，要求諮詢者很多，好友忙得不亦樂乎，最後竟然給我臨時「鎖定」一間諮詢室，讓我來配合一位新來的諮詢師，一起幫她「看病人」。雖說，心理諮詢不是我的專業，但是中醫情志養生我還是懂的，加上旁邊有一位專業的心理諮詢師相配合，這樣中西合璧，說不定還真能出奇招，所以我也就優哉遊哉地坐下了。

剛坐下沒多久，一位中年男士就帶著女兒來了。這位當爹的告訴我們，他剛上高一的女兒最近老是「喊累」，「上課時常打不起精神，課後卻十分活躍；不願做作業，一看書就犯睏……」我一聽就知道這是典型的心理疲勞所致，不是消耗體力所致的倦怠，而是由於心理上的弦繃得太緊而導致的心理性疲勞。我和年輕的諮詢師交流了意見，諮詢師很認同我的觀點。她給這對父女的專業分析是：孩子產生心理疲勞，是由於心理上的弦繃得太緊而導致的，一個主要原因是精神緊張和學習、作業過量，這種心理性疲勞常常帶有主觀體驗的性質，輕者出現厭惡、逃避工作、學習、生活的症狀，重者還可出現憂鬱症、神經衰弱、強迫行為以及諸如吸菸、酗酒等生活習慣改變的現象。要想消除孩子的心理疲勞，光靠保證睡眠時間是不行的。要對症下藥才能把心累消除。

後來，年輕的諮詢師給這個心累的孩子和她父親開了這樣的處方：

1. 孩子的「累」屬於心理性疲勞，父母也不必過於驚慌。在對孩子嚴格要求的同時，還要融入家長對子女的慈愛之心，力求鼓勵多於斥責，切不可簡單粗暴地打擊孩子的信心。

2. 家長多帶孩子外出活動和玩耍，勞逸結合，增加孩子接觸自然和社會的機會，從而讓他們形成自己的感受，幫助他們從玩樂中獲得無窮樂趣，心理上的疲勞症狀就會減輕或者消除。

3. 孩子現在正在忍受精神痛苦的折磨，所以大人可以允許孩子離開眼前的困難，轉移自己的注意力，暫時丟開一切，去尋找快樂。

最後，心理諮詢師把來諮詢的父親請出諮詢室，然後又對來諮詢的女孩一番耳語，最後還送給女孩一個毛絨絨的兔娃娃，父女倆這才滿意地離開。

其實，現在這個社會不光是學生感到心理疲勞。可以說百分之九十的人都會感到心理疲勞。由於現代生活節奏加快及高度的競爭，很多人尤其是青年人害怕在競爭中失敗，由此導致了心理的緊張與疲勞。此外，繁雜的資訊轟擊、住房擁擠、雜訊、工作條件惡劣、疾病、家庭不和、人際關係緊張、事業遭到挫折等，也都是誘發心理疲勞的重要因素。如今，隨著經濟的高速發展，生活節奏的不斷加快，太累、太疲勞已是人們日常生活中的流行詞了。

一般來說，心理疲勞比生理疲勞更為複雜，也更難以恢復。不及時採取措施消除疲勞，而任其一再發展下去，過度的心理疲勞便會影響身體健康，甚至成為心臟病、高血壓、腸胃病乃至癌症等疾病的致病因素。因此，對心理疲勞不可忽視，一旦由於心理壓力大而自我感到疲勞不堪時，必須進行積極的心理調適和治療。

如何消除心理疲勞

第一，對自我要有一個客觀正確的評估和要求。

根本辦不到的事不要硬拼蠻幹，不能對自己要求過高過急，凡事要講求一個適度，避免長期超負荷運轉。如果對所從事的工作或任務感到疲勞，可以暫時遠離讓自己心累的環境，可以透過各種富於強烈情緒體驗的活動來充實自己的業餘生活，例如可去散散步，看電影，聊天，讀書……等等。在這裡也告訴大家一個小竅門，人一旦陷入緊張的心理疲勞，可以通過按壓勞宮穴來解除。勞宮穴在手掌正中的凹陷處，用對側的拇指按壓勞宮穴（見圖五－（一），可緩解心理的疲勞之感。

第二，放下思想包袱，減輕心理壓力。

心理疲勞的原因很多。家庭不和、人際關係緊張、工作不順利、身處逆境等都有可能導致心理疲勞，所以針對這些原因，去探求合理的解決方法，放下思想包袱，減輕心理壓力，也應儘量採取一些迴避措施。既然昨天及以往的日子都過得去，那麼今天及以後的日子也一定會過去，多念念「車到山前必有路」，盡可能先將那些惱人的事情丟開，待心理平衡之後再做考慮。平時注重心理訓練，培養良好的心理素質，即使遇到突變，也能沉著、冷靜地對待。

第三，避免不必要的精力浪費。

科學地安排日常生活，有規律地掌握作息時間，保證足夠的睡眠。科學地利用閒暇時間，從精神到肉體保持輕鬆狀態，排除各種不利因素的刺激，使人們豁達開朗、

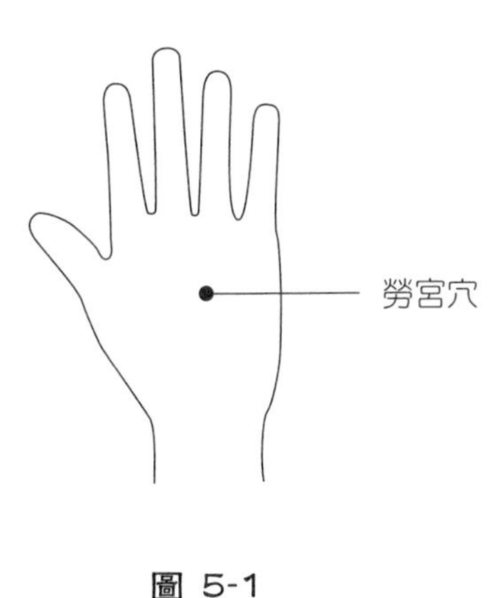

圖 5-1
勞宮穴

氣血調和、形體健康，讓人們在心理上感到有樂趣、有希望、有自信心。

第四，要經常發洩。

如果心理已積壓了許多抑鬱之情，最好讓它們合理發洩出來，不要長期積壓在心裡。運動，或者找自己最尊重、最信得過的知心朋友談一談，把內心的衝突與憂傷清理出來，保持心理平衡，可以避免心理疲勞。

第五，學會幽默和昇華。

經常幽默一把，這是緩解心理疲勞的重要方法。如果哪件事情讓你很為難，無力「一肩扛」，記得學學阿Q自嘲一下，學會精神昇華，如此，你才不會感到太累。

第六，創造一個和諧的人際環境。

與人為善，和親友、同事等處好關係。經驗表明，人只有生活在融洽、快樂的氣氛中，才能有愉快的心境、開朗的性格、健康的心身，才不易產生疲勞，即使感到疲勞也容易很快消除。

學會了使用以上這些方法，我們就能很有效地幫助自己緩解心理疲勞，防治更嚴重的情志病發生。

養心小叮嚀：

靜養生。靜，是緩解衝突的第一步，當工作不順，生活有矛盾時，常常保持默不作聲，避而不談，以靜處之，乃心理放鬆之術。當安靜下來，情緒穩定時，再仔細想一想，思考一下，這時對衝突就會有新的理解，問題可能就迎刃而解了。當然，靜養生，在本書中我們提到的也很多，因為這是《黃帝內經》中重要的情志養生手段之一，值得我們每個人學習使用。

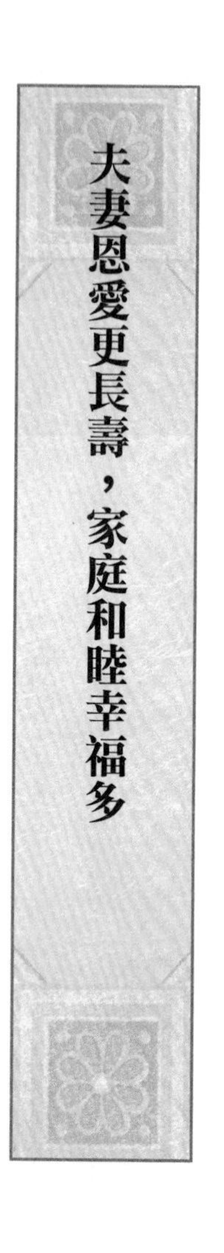

夫妻恩愛更長壽，家庭和睦幸福多

家庭關係是個人心理問題的「基礎」。家庭和睦，家庭成員感到幸福；家庭不和睦，家庭成員有可能會心生疾病，給家庭帶來危害。

我們來看幾則小故事：

一個孩子常鬧，情緒不好，或總是哭哭啼啼，不想上學校，後來老師出錢帶孩子去看了心理醫生，經心理醫生的調查，這個家庭存在很多問題：家庭生活環境髒亂，各種條件都很差，吃不飽，也穿不好……結果子女當中這個最小的孩子受不了此情況，而患了心理疾病，可以說這個小孩的心理問題是家庭生活條件不良的表現。

還有一個上初中的女孩，自打進入初中住校第二周開始，就常常「夜不歸宿」，被老師反映到家裡去，可是家人很「忙」，沒人管，後來，終於因在外幹些不正經的事而被員警發覺逮捕拘留。調查一下這個女孩的家庭背景：父親很有錢，有一個相當有規模的集團公司。只是常常忙於應酬，很少按時下班回家，還經常在外找外遇，偶爾被妻子發現了，吵吵鬧鬧一陣子，家庭氣氛很不好。後來母親為了「報復」，也常往外處跑，與朋友鬼混、喝酒、賭博、消遣，很少管家裡的事。這個女孩因家裡氣氛不佳，生活沒興趣，也只好在外面尋求樂趣。所以這個初中女生的問題，只不過是整個家庭問題冰山一角的表現而已，其根深的原因還是要從父母的源頭尋起。

從上面的兩個例子，我們可以看到，一個人的心理、情緒或行為上的困難與障礙，實際上是這個人的家庭問題的表現。所以和睦的家庭能滋生出快樂的、健康的、有幸福感的人。而家庭不和睦的人，總會有這樣或那樣的心理問題，無論男女老少，誰對家庭在意得多，就更容易出現心理問題。

再來說夫妻關係，夫妻恩愛人長壽。原因是，愛情可以愉悅身心。婚姻治療大師約翰．戈特曼在觀察二千對夫婦後發現，在幸福的關係中，不是沒有負面情緒體驗，而是積極的情緒互動（微笑、觸摸、讚美、歡笑）與消極的互動（譏諷、反對、侮辱）的數量比至少為五比一。

著名病理學家杜博斯教授說過：「最健康的人是那些在婚姻、家庭及工作上能勝任的人，是情緒愉快，充滿如意和滿足情緒的人。如果婚姻有波折，在人際關係方面擺脫不了煩惱，覺得自己事業和前途渺茫，以及包袱沉重的人，將有最大的患病危機。」《黃帝內經》告訴我們，「夫百病之始生也，皆生於風雨寒暑，陰陽喜怒，飲食居處，大驚卒恐。」如果家庭環境不和諧，天天驚恐悲憂，就易增添患病危機，除可能引起常見的身心疾病如高血壓、胃潰瘍之外，通常還可引起神經衰弱等症。

曾在朋友的心理諮詢室接診過一個病人，二十八歲，剛結婚兩年，有一個患腦性痲痺的孩子，與丈夫關係不好。她看上去著裝整潔、談吐邏輯清晰、很獨立。可是她卻覺得生活無指望，因為無法與丈夫溝通。現在丈夫又因出軌而跟她鬧離婚，她不甘心，覺得自己這樣的女人對家庭負責、對工作盡心、對同事友善，為何得到這樣的下場？她想去死，以此來讓丈夫一生都有愧疚感。我問她：「我能如何幫得上您呢？」她聽著，愣了一下，眼淚開始不停地流了下來。我覺得那一刻，她才放鬆下來，才像一個受委屈的女兒回到家一樣放情慟哭。可能，她已經好多年都不允許自己這樣了。

雖然當時我給了這個病人在我面前絕對放鬆的權利，可是未來要怎麼走，還是希望她能自己好好把握。由這名患者的經歷我們可以得知，夫妻恩愛對於身心健康的重要性。所以奉勸天下的夫妻，為了家庭幸福，為了你所愛的人，為了你們自己，一定要努力愛對方，愛自己，讓愛幫你們踏平心路歷程中的坎坎坷坷，讓愛幫你們一起戰勝病魔和災難，一同健康地白頭偕老，共用天年。

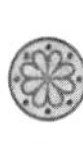

如何建立良好的夫妻關係呢？

第一，多回憶過往的美好。

結婚以後，經常回憶婚前的熱戀情景，就能喚起夫妻的感情共鳴，並在回憶中增加浪漫情感，更加嚮往未來，從而增進夫妻感情。

第二，學會取悅愛人。

婚前很多人都會努力取悅所愛的人，但結婚以後便不再在意對方對自己的感受。所以夫妻雙方為了保持良好的情感狀態，最好學會取悅對方，比如婚後，妻子要一如既往地溫柔嫺熟，對丈夫呵護關心；而丈夫則要多幫妻子做些家務，做她的美麗鑒賞人，還要不時地來點兒幽默等等。

第三，注意自身形象。

婚後，夫妻雙方都要注意自身形象，不但可以取悅對方，而且也是在公眾場合下為對方爭面子的需要。否則，就有可能影響雙方的感情。

第四，留足浴愛時間。

不少夫婦在婚後投入到繁忙的持家、創業、撫養子女中，卻忽視了愛人的感情需要。時間長了，就容易出現各種問題。所以再忙也不要放棄對愛人的感情持續投入，要巧於安排，擠出兩人共同生活、共浴愛河的時間。

第五，留些個人隱私。

肚量再大的人，對於愛人的緋聞也會生出醋意來，至於得知對方「紅杏出牆」的豔事，則更難容忍，由此導致家庭危機四伏的事並不鮮見。所以，留些個人隱私，是鞏固和發展夫妻感情的明智選擇。夫妻雙方不要追根究底檢查對方的隱私，給對方些空間，你們會相愛得更和睦。另外，還要學會尊重對方，當著別人的面批評愛人，最容易挫傷對方的自尊心，影響夫妻感情。所以，要學會尊重對方，越是人多的時候，越要奉承愛人，以博得對方的歡心。

第六，勤儉持家，防止財務危機。

結婚後，夫妻要共同理財，堅持量入為出的持家原則，勤儉節約，精打細算。手中要始終留有一些機動經費，以防不測之用。這樣，就能防財務危機於未然，拒感情危機於千里。

第七，慎交異性朋友。

結婚後我們同樣會交異性朋友，但是要留有分寸，明顯對自己有好感甚或對自己不懷好心的異性朋友，要主動疏遠。儘量少參加一些只有自己一個人出席的社交活動，即使無法拒絕，也提出攜伴一起出席的要求。特別在遇有「第三者」介入危險時，更應這樣做，以杜絕其非分之想。

養心小叮嚀：

家庭幸福，家庭成員才能活得平安健康；夫妻恩愛才能帶動家庭幸福。夫妻身心愉悅，愛老人愛孩子，一家才能其樂融融，平安幸福。所以每一對夫妻，都要為此做努力，這也是每對夫妻應盡的責任和義務。

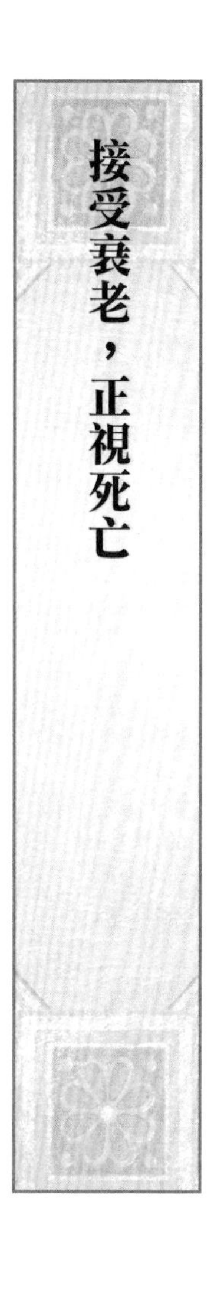

接受衰老，正視死亡

人到老年，最怕的就是衰老和死亡。有些人甚至整天生活在衰老、生病或死亡的陰影中，惶惶不可終日。其實，這種恐怖實際上會加速衰老，促進死亡。很多老人或者一些重病人，都是在這種心境下，任恐懼一點一點吞噬自己的生活和生命。

其實，生老病死是自然規律，誰都無法違背。我想，在我們沒到達天命之年以前，我們可能根本不會知道那是怎麼一回事。

雖然衰老和死亡總是以可怕的面容出現，但是我們無法拒絕，我們能做的就只有接受衰老，正視死亡。

我活了這麼大年紀，可以說身為醫者，我見過比普通人多得多的死亡場景。雖然很多人的離去，讓我無法釋懷，但是我想，如果一個人整天擔憂衰老和死亡，活得異常痛苦，那麼即使延長了壽命，又有什麼意義呢？記得有一段時間看《最後十四堂星期二的課》，故事的主人公莫瑞老人得了硬化症，「他幾乎是逼視著自己的肌體如何一部分一部分衰亡的……步步為營，逐步摧毀，這比快速死亡要殘酷得多，簡直能把人逼瘋。」但他的思想依然活躍，只要能夠說出話來，就能夠幫助別人得到啟示和安慰。他和學生相約於每週星期二，在他的床前上一堂關於人生的課程。畢業典禮也由葬禮代替了。

莫瑞老人在臨終前，很坦然地面對死亡。在全國的電視觀眾面前，他可以直言自己病中的不便，「再過不了多久，就得有人替我擦洗屁股了。」這不是多麼偉大的精神，但卻使得我熱淚盈眶。這不是一個多麼偉大的故事，但我敬佩的是莫瑞老人對待死亡的方式。

我們每個人都要經歷衰老和死亡，其實這是人生的一部分，也是人生落幕前的「高潮」，所以，衰老並不就是衰敗，它是成熟。接近死亡並不一定是壞事，當你意識到這個事實後，它也有十分積極的一面，你會因此而活得更好。如果你一直不願意變老，那你就永遠不會幸福，因為你終究是要變老的。如果你害怕死亡，你也不會快樂，因為你終究會死亡的。所以就像莫瑞對他的學生說的：「一旦你學會了怎樣去死，你也就學會了怎樣去活。」

事實上的確是，沒人真的相信自己會死。也許，當我們意識到自己快要死去的時候，才會看到生活的真諦。所以活在當下，你沒有衰老，沒有死亡的威脅，或者有衰老，但是沒死亡的威脅，再或許有衰老，也有死亡的威脅，那麼我們一定要學會去生，學會去死，學會洞悉人生，坦然對待，順其自然，活好當下，才能提高生活品質，還能相對延長生命。

當然我上面說了這麼多，並不是一下子就能把你從對衰老、對死亡的恐懼中解脫出來，我只希望我的想法能寬慰一下你不安的心。

如何接受衰老，證實死亡？

第一，面對現實，接受事實。

你衰老了，得病了，甚至要死亡了，那麼，要正視它並改變它，不要逃避，只有面對才能消除恐懼。放棄消極無效的行動，比如老了拒絕照鏡子，得嚴重疾病拒絕採取積極的治療行動，等等，而是要正視，然後想辦法改變，這樣才有可能出現奇蹟。

第二，從心理上做最壞的打算。

對於潛在的危險、威脅、恐懼等，從心理上做最壞的打算。這樣，你就有足夠的心理準備應對不測。著名的哲學家羅素提出過這種緩和恐懼情緒的技巧，即：只要你堅持面對最壞的可能性，並懷著真誠的信心對自己說「不管怎樣，這沒有太大的關係」，你的恐懼情緒就會減少到最低限度。

第三，老年人應該維護好自己的身心健康。

老年人應該活得更輕鬆一些、寬容一些、瀟灑一些、糊塗一些，大徹大悟，淡泊寧心，忘記年齡，忘記疾病，忘記恩怨，不要總擔心自己年事已高、疾病纏身，也不要總回憶過去的恩恩怨怨，糊塗一點，寬容一點，放鬆自己，樂觀地生活，這才能健康長壽。這也達到了《黃帝內經》首篇《上古天真論》中寫的「恬淡虛無，真氣從之，精神內守，病安從來」的養生境界，你一定能夠長壽。

第四，要樂、要跳、要俏、要聊（嘮）。

要樂，老年人要對生活充滿樂觀情緒，時時保持愉快的心態，可以戰勝對衰老和死亡的恐怖；要跳，這裡不單純指跳舞，「生命在於運動」，運動可以增強體質，使機體充滿活力，還可以調節情緒；要俏，穿著要漂亮一些，讓自身的形象更美一些，這樣就會感覺年輕了許多，從自身找增長抗衰老的「資本」，這樣的老人更不易顯老，也更健康長壽；要聊，老人要多與別人聊天，跟老伴聊，跟子女聊，跟好友聊，網聊，等等，都可以與別人進行思想和感情交流，避免封閉自己和孤獨感，這也是幫助老人戰勝衰老和死亡的重要方法。

養心小叮嚀：

「笑口常開千年壽，一心無慮壽千年」，無論處在任何艱難困頓的環境中，或遭逢患難死生之際，不要總怨天尤人，而是要安之若素。對人生，總要能自我滿足、自我陶醉、自我快樂、自我悠然！這樣我們才能盡享天年。

第六章

心病異治之祕

——人生各階段的心理調適

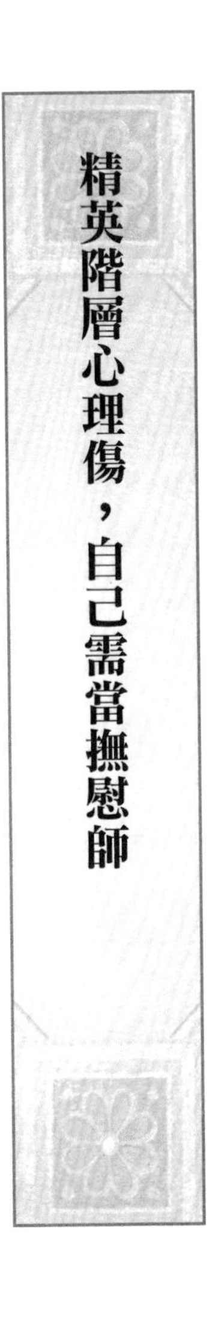

精英階層心理傷，自己需當撫慰師

我的老朋友老趙曾給我打電話，說他很焦慮。原因是他在網上看到了華為公司的員工跳樓自殺事件，而他的女婿也在一家全球五百大企業工作，壓力之大，他這個年近六十歲的老頭看著都心疼。所以他很擔心女婿的健康問題，曾經多次勸女婿為健康著想「跳槽」。可是女婿不同意，所以老趙打電話來找我勸勸他的女婿，因為我有「專業知識」，更有說服力。

的確，在接到老趙的電話後，我覺得這老趙實在太可愛了，也足以見得老趙對女婿的那份真誠的愛護之心。衝著對這爺倆的喜歡，這個忙我得幫，不過，該說的得說，至於怎麼決定，那是年輕人的事。後來，我去勸說了，年輕人有自己的想法，所以我也就不勉強勸說了。

說到這，我想跟大家說個我曾經看到的一個比喻：「工作是一個橡膠球，你把它丟在地上，它還會彈回來。但是另外四個——家庭、健康、朋友和精神是玻璃球，如果你把其中任何一個丟在地上，它們將不可避免地磨損，打上印痕，甚至支離破碎。它們永遠都不會一樣。你必須懂得那些，並且致力於你生活中的平衡。」這話誰說的，我不太清楚，但是很深刻地詮釋出了人生中應該重視的事情。尤其是對於那些職場精英來說，找到工作和生活之間的平衡點，做好自己的心理調整，能夠以一種愉快、不累、平衡的心態享受你的生活、工作，照顧你年事已高的父母，與你的愛人孩子享受天倫之樂，這才是業界精英人士應該具備的「本領」，也是值得人羨慕的。並且這樣做也可以達到《黃帝內經》中所提出的「不妄作勞」的養生觀點。

當然，我知道很多業界人士做不到這一點，但是我們應該在工作之餘，多給自己些調整，自己當自己的心靈撫慰師，為求「法於陰陽、和於術數、飲食有節、起居有常、不妄作勞」，如此才能保命以求長生。

怎樣才能過上平安生活

第一，分清主次。

一個優秀的工作者應該知道哪些事情是重要的，哪些事情是可以暫緩的。學會分析，把時間用在刀口上，你才能做得更優秀，也會有更多的閒置時間來享受生活，不要為一些無意義的事來浪費時間。

第二，制定計劃。

有計劃地工作，才能讓你不會在緊急情況出現時手忙腳亂。所以你要根據自己的實際情況，安排好工作計畫，不要過多預定，留出自己休息、享受生活的時間。

第三，學會說「不」。

利用你的權利鑒別哪些事情是不值得你花費時間的，你可以說「不」，同時可以釋放你的一些時間，小憩一下，或享受一個愉快的週末。

第四，學會慢生活。

工作再忙，也要給自己慢的機會。在規定的八小時內，你可以盡情發揮你快速工作的機會。可是八小時之後，請放慢你的腳步，甚至停下腳步，享受你身邊的事，感受你的家人。拋開一切，每周都有一個晚上盡情娛樂；每一天都要有自己的時間，可以和家人愉快地交流，甚至可以和兒子下一場跳棋。每個周日都安排家務勞動，以此享受週末的自由。

第五，不要總是追求完美。

允許自己隨遇而安，不要逼著自己非做不可。盡力做好就可以，時間管理不是一門精確的科學。生命中沒有事情必須要做到完美。做你能做的事情，並且享受過程，將會更有樂趣，更能提高生產力。

第六，獲得足夠的睡眠。

如果在睡眠不足的情況下工作，帶給你的危害是災難性的。不僅影響工作，而且還影響身心健康，因為《黃帝內經》中的十二時辰養生法已經很明確地「規定」了人工作、休息、吃飯、學習等多方面的資訊。如果人能順應自己的「生物節律」來合理安排作息，將會給你的工作和身心修養帶來很大處好，否則時間長了，只能帶來滅頂之災。就算你沒有時間睡好覺，也要注意睡好子午覺，爭取晚上十一點上床睡覺，再少也要睡過淩晨二點，第二天中午小憩對人體很有好處的。

第七，依靠你的支援系統。

你可信賴的朋友、家人等，都可以看做你的支援系統。在你身心壓力很大時，找他們聊聊，跟他們傾訴一下，你會發現很受用，朋友給你的建議和撫慰可以化解你的不平衡心理，有益身心健康。

養心小叮嚀：

提醒各位的是，生命是一個過程，同樣是一個為生活的平衡奮鬥的過程，不要讓工作佔據了自己的所有生活內容，否則你失敗的不僅僅是工作，而是你的所有，尤其是你的心理。如果心理受到工作中所有事物的創傷嚴重，那麼你也就到了萬劫不復之地。所以應該平衡地享受工作，並且努力當好自己的精神撫慰師，福佑自己更加健康、快樂地工作、生活，保證平安、健康、長壽！

人到中年，謹防心理危機

對於人的一生來說，中年有著特殊的意味，我們聽得最多的詞莫過於中年危機，這種危機存在是多方面的。

中年危機存在哪些方面？

第一，從我們的事業來說：

人生過去了一半，一半中的三分之一少不更事，三分之一用來學習與成長，三分之一用來工作和生活。人到中年，事業有些眉目了，孩子大了一些，看上去可以稍稍輕鬆一點了，卻又發現人已進中年，前程依稀、後生可畏。

第二，從我們的心理和身體來講：

《黃帝內經》中講女性：「五七，陽明脈衰，面始焦，髮始墮」；男子「五八，腎氣衰，髮墮齒槁」。由此可見，中年期的男子和女子身體都開始出現了衰老的症狀，身心健康狀態也隨之下降了。這種危機其實不完全是一種生命狀態，而是心理狀態。「境由心造」，你怎麼看待你自己的身體變化，你就會有怎樣的認知和心境，你也會得到你「想像」中的心身狀態。

第三，從情感來講：

我們在年輕的時候，選擇一個人陪自己在漫漫人生長途中結伴而行，這是美好的願望，可是再美好的感情也有可能出現審美疲勞。人近中年，正是審美疲勞的高發期，所以單身、離婚、再婚就成了很多中年人的選擇。守住情感需要建設，喪失情感需要平和。如果沒有堅強的心理建設，我們就會為情感所累，出現情感危機。

第四，從人際關係來講：

由於中年期，我們的社會關係成熟，為人父母，又為人子女；為人員工，又為人上司；是社會的納稅人，又受限於法律的種種約束。總之，在中年這一階段，我們需要處理多方面的關系，在精神上造成的緊張和壓力可想而知，而這些也都是造成中年人心理危機的又一個重要方面。

當中年人被心理危機戴上枷鎖時，人就會顯得頹廢，沒有動力，就會出現真正的危機，比如，出現心身大病，甚至會危及生命，也應了《黃帝內經》的情志危害身心的理論。就如《素問．示從容論篇》中所說的，心情不好，會導致「肝虛、腎虛、脾虛皆令人體重煩冤」，人就要生大病了。所以我說，人到中年，是生命的自然發展規律，無論你的境遇如何，都要注重「寶貝」自己，要及時消除心理危機，使機體功能協調，不使太過或不及，如此才能維持和諧統一，我們才能有好命、好心情，也只有這樣，我們才能有好運氣。

人到中年後，如何謹防心理危機呢？

第一，把危機理解為「危險＋機遇」。

雖然中年是人的一個「危機」期，但我們可以換個角度來看問題，說不定這個危機還是機遇呢。

就拿工作來說吧，我在一張報紙上看到一個故事：在英國，有一個叫霍布代爾的人，原是一所中學勤勤懇懇的看門人，但是他沒受過教育，是個文盲。新來的校長認為學校是文化聖地，不可以有文盲，於是辭退了霍布代爾。霍布代爾正值中年，又無一技之長，這個「開除」對於他來說，如同雪上加霜、落井下石。為了生存，霍布代爾做起了臘腸。六年以後，在全英國，有人不知道莎士比亞，但沒有人不知道霍布代爾的臘腸。所以，我們可以學學霍布代爾，在危機中尋找出路，我們的智慧可以在不同的職業生涯中熠熠閃光。當然這一點同樣適用於其他方面的危機。總之，保持積極向上的心境，總會絕處逢生。

第二，還要繼續對生活充滿希望。

一個年輕的身體可以沒有活力而顯得萎靡，一個漸行漸老的身體可以因為活力而陽光燦爛。中年人要培養健康心境，培養閒情逸致，愛惜生命，樂觀生活。中年女人依然可以學學年輕女人，依然有自己的美麗追求，你也可以把美容養顏的時尚資訊當做每天的必讀課，你可以是「中年美人」而不是「中年豆腐渣」。

同樣，中年男人也可以馳騁在運動場上，舞在美女型男間，你也可以通過重新進修，重新學藝，成為工作中的領頭羊，而不是給年輕人當「跟班」。總之，你想要什麼樣的生活，都在你的一念之間。用充滿希望的心態來過好每一天，你就可以杜絕心理危機給你造成的困擾。世界怎樣由不得我們，但世界是好是壞卻取決於我們的眼光。從井裡看天，天與井口同大，用心包容世界，世界浩如大海。

第三，注重養生，是中年期的關鍵。

人到了中年之後，新陳代謝的功能就開始下降，所以我們不得不注意養生。中年養生重要的是吃好喝好，休息好，運動好，心情好。

吃好喝好，就是要謹和五味，酸甜苦辣鹹、紅綠黃白黑等食物都要注意均衡攝入。另外，一日三餐也要均衡攝入，不可偏頗。

休息好，就是要遵循《黃帝內經》四季和十二子午流注養生規律，遵循四時作息，依十二時辰養生法作息，以保天年。

運動好，《黃帝內經》十分重視形體與精神的整體調攝，提倡形神共養，動以養形，靜以養神。動以養形是指透過運動提高人體免疫力。靜以養神就是保持心情的寧靜、專一，使臟腑之氣機協調，真氣充沛，就能精神健旺。只有動靜結合才能做到「形與神俱，而盡終其天年」。

養心小叮嚀：

人到中年，要注意開始養生、養心，注意保全「天真之氣」，保證「正氣存內，邪不可干」，以此杜絕心理危機，並且堅持修養。只有這樣，我們才會擁有健康的身體，長壽才能成為現實。

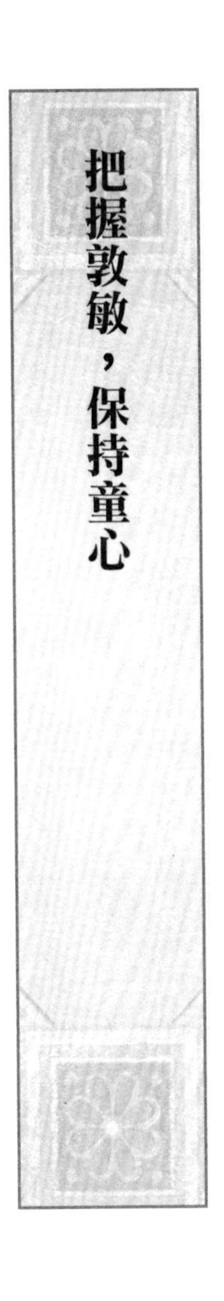

把握敦敏，保持童心

人到老年，生理上會出現衰老，出現體力、精力和反應變弱的趨向，原因是腎的功能已經漸趨下降，使養分的供應和廢物的排出受影響，體內的氣機功能大大下降，也給疾病帶來了可乘之機。

此時，人的心理上也會出現老化的跡象。心理的老化雖然並不是和生理的老化相平行的，一般而言，心理的老化比生理的老化要早，但也有特殊的例子，因個人心理狀況而異。通常，退休的老人失去工作的興趣，沒有了人生的目的，心理上趨於倦怠和懶惰、失意，因而加速生理的退化。因此，在機能失調的老人中，有百分之五十左右是由心理因素造成的，而不是由腦部的疾病造成的。

有這樣一位老年患者，一九二七年生，老年初診是糖尿病伴發高血壓，老人平日飲食也很清淡，老伴十多年前已故，兒女們都已成家，孫兒孫女們都和兒女們在一起生活，生活感覺很孤獨。偏偏老人家沒有其他的生活重心，琴棋書畫、花鳥蟲魚一概沒興趣，他把重心全都寄託在兒女身上，希望兒女們能時常來看看他，哪怕陪他兩小時，說上兩句話也好。可是左等右等也不見兒女們上門，怎麼打電話都沒有用，兒女們很少有時間來陪他，孫子、孫女也沒見來問候爺爺。於是，老人的大腦下意識地告訴他：「如果我生病了，孩子就會時常來看我。我需要家人的關心、愛、付出，哪怕是看我一眼也好。」終於有一天，老人突犯高血壓，送進了醫院。老人生病的道理很簡單，如果他心裡想要得到兒女的關心的意識越來越強的話，生的病肯定會讓他如願以償的。

許多老年人的慢性病就是由他自己「一手策劃」出來的，為什麼呢？想不開呀！我們說，人是所有動物裡最聰明的動物，如果你的大腦意識中認定自己有某種病（這屬於你的情志不調），你的潛意識就會盡可能來滿足你的「有病」需要，製造出與之相適應的症狀來。相當多數的疾病，是情志反映出的生理面貌，是情志的特殊表情和語言表達。

因此，要想獲得健康，首先必須調理情志，養成健康的心理才行。開始從正確認識疾病上轉變觀念！把自己的觀念從「我要是有某種疾病就好了，孩子們就會時常來看我」轉變成「我很健康」！但是，這並不是說，明知道自己有病，也認為自己很健康，這是不真實的，是自欺欺人。

老年人的心理養生應該把握哪些宗旨和方法呢？這個問題要想一下子說清楚也不是那麼容易的，但我們也可以從《黃帝內經》中得到一些啟示。

喜歡中醫的人都知道《黃帝內經》，在書的開篇第一段，黃帝請教岐伯，文章對黃帝首先做了一個描述：「昔在黃帝，生而神靈，弱而能言，幼而徇齊，長而敦敏，成而登天。」它講述了黃帝的成長歷程，黃帝一生下來就神靈，就跟一般人不一樣，很神奇。在他剛生下來的時候就能夠說話；在他幼小的時候做事情就非常迅速、果斷，「徇齊」就是「迅疾」；長大了之後，非常敦實，非常敏捷；成人了就登上天子之位。「長而敦敏」呢，就是人長大了之後，就會因為有了各種思想（心理）而千差萬別了。關鍵就在於還需要保持一顆敦敏的心，「敦」就是敦厚，繼續保持小時候的淳樸的心，並且做事敏捷、果斷的話，就能進入「成而登天」了，也就是說進入人生的最高境界了。

所以你看，兩千多年前，祖先們就已經告訴我們，要以黃帝的一生為榜樣，他的一生可以說是每一位有志於追求美好人生者的理想人生。想要達到這個境界，其實並不難，只要我們能夠把握敦敏，保持童心，每個人都可以瀟瀟灑灑地走完美麗人生的旅程。

可是，縱然今天科技昌明，人到老年仍可能會由於年輕時生活方式的透支，而須面對慢性疾病和身體殘疾的拖累；縱然健健康康，也必須面對生老病死，這些都給老年人帶來了極大的痛苦。對於這些不可避免的事實，有的人往往難以承受，缺乏承擔的勇氣。

此外，家庭地位的變遷，對於老年人的心理也大有影響。許多子女外出後，在異地有了自己的事業，有了自己的家庭，只是過年過節時回家看看，有的老人甚至是幾年難得一見兒女面，雖有電話溝通，總還是會有被遺忘被冷落的感覺，這讓他們覺得無法忍受，甚至因此造成了婆媳間的仇視心理和父子間的感情裂痕。

所以，要保持老年人心理上的年輕，必須有適當的動機和興趣才行。為了彌補子女獨立後的空虛和寂寞的感覺，要及時培養廣泛的生活情緒，積極參加社區的各種活動和志願服務工作，使自己的精神有所寄託。許多做父母的，尤其是做母親的，在子女長大以後，常頓覺萬事皆空，生活沒有意義，覺得「再也沒有人需要我了」，這種感覺是衰老的一種致命傷。試想，「無聊地活著等死」是一種多麼可怕的生活方式！如果我們能把晚年的時間好好利用，為貧者服務、替孤兒謀福利、栽花種樹、寫作上網……生活將是多麼的豐富啊！

有一些老人常會把疑心和恨意集中在他們最親近的人的身上，這往往是因為自己在子女心目中的地位逐漸低落所引起的一種反抗心理。我見過一位老太太，早年做房地產投資生意，積蓄下的財產不菲，生有四男二女，也算是家大業大了，子女們鬧著要分家。分也就分了，兒女們各自分得了母親的財產，都無怨言。然而，本指望多子多福的老太太怎麼也沒有想到，兒女分家後，對老太太的生活完全不理不睬。每個月輪流到老大、老二……家中住。可是每到月底交接時，老太太就成了兒女們到處踢的「人球」了。這讓老太太非常寒心。於是，老太太在當「人球」的過程當中，開始中風，半身不遂了。起立坐臥就都要靠兒女了。上廁所、洗澡、走路都要靠兒女背或抱，飲食全要端到口邊來餵。老太太也難免聽見兒女們難聽的怨言，有時甚至會聽到兒女咒她早死的聲音。老太太聽到這些也不把它當回事了，老太太覺得，「我辛辛苦苦一把屎一把尿把你們拉拔大不說，你們分了財產本來就是有義務要照顧我的」，所以老太太有時即使病情好轉了也故意去麻煩他們。

養心小叮嚀：

其實，只要老年人能使自己的心胸開闊點，同時做子女的對父母給以應得的敬意，這種不合理的異常行為就會自然地改善過來。

如果你能時刻把握敦敏，保持童心，即使到老，你仍然可以活得年輕！人生並不像你們想像的那麼可悲，世界正等著你們去做的事還多得很呢！

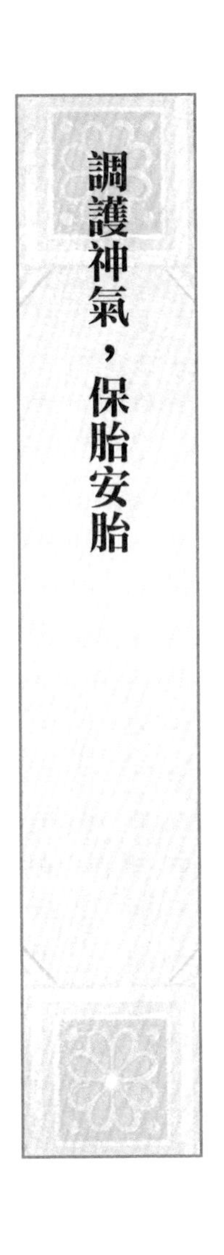

調護神氣，保胎安胎

每個人都有一片情緒的天空，準媽咪的這份天空比起其他人來說可以用風雲多變來形容。在女人的生命歷程中，懷孕和生產當然是極其重要的事情，在這段漫長的時光裡，女人身體上所發生的變化並不亞於初潮或停經期，而準媽媽心理上所承受的壓力和苦悶，可能遠遠超過人生其他階段。英國精神病學家的研究顯示，孕婦過度焦慮不只是增加胎兒的風險，還易使孩子在日後的成長中發生情緒和行為等方面的問題。正因為如此，調護神氣，保胎安胎，是準媽媽們在孕育期間的必修課！

在中醫科學中，把形、神、臟腑視為合一的整體。《黃帝內經》中「怒傷肝，喜傷心，思傷脾，憂傷肺，恐傷腎」的論述就是這一理論的高度概括。在《產孕集》中有這樣的說法：「孕藉母氣以生，呼吸相通，喜怒相應，一有偏倚，即致子疾。」又曰：「氣主於心，心之神主內而應外，外有所接則神動而氣隨之……故妊子之時必慎所感。」所以孕婦和胎兒是一個整體，氣血息息相通，七情六欲都能影響孕婦氣血，繼而影響胎兒。因此孕婦養胎必須調神，安養氣血，以保胎安胎。

在懷孕期間，如何調護神氣，保胎安胎呢？

第一，懷孕前有思想準備。

懷孕前希望有孩子的母親，懷孕時的心情就會比較愉悅，積極期待孩子的出世。在孕期，就比較容易保持穩定的情緒，對懷孕採取的態度是認真的，能積極做好孕期保健和產時配合。在這樣的情況下，胎兒就能健康發育，順利分娩。

而未做好心理準備的母親，其懷孕期間的情緒容易處於消極的、不穩定的狀態。這種消極情緒能產生有害物質通過胎盤、臍帶進入胎兒體內，影響胎兒的發育，甚至可能使它們將來產生行為障礙。所以，懷孕前應培養準媽媽熱愛孩子，對生孩子抱持積極的情感，在心理上做好準備，這樣才能使孕婦在孕期保持良好心理狀況，克服因妊娠產生的生理上的不適，保證胎兒的健康。母子感情也才能及早建立，寶寶才能得到最大限度的關愛，更健康地成長。

第二，保持樂觀、開朗的情緒。

有的女性在懷孕初期，由於妊娠反應以及對分娩的恐懼等問題，常常產生情緒波動。這時就要以平和、積極的心態面對未來。相信你自己，相信你的愛人，只要你們努力，一切都會好起來的。如果準媽媽很難從消極情緒中解脫出來，這時不要把自己封閉在屋子裡，單跟自己過不去。可以向親人、朋友傾訴，特別是那些有過生育經驗的人會給你很好的建議。煩惱一旦說出來，可能就會煙消雲散，改變一下環境，情緒很快就會好起來。

如果家人和朋友都無法幫你克服這一問題的話，你還可以求助於婦產醫生或心理醫生。其實因為心理原因去看醫生也是正常的，不要因此而難為情。醫生對你來說是擁有專業知識的朋友，他們能為你提供很好的服務和幫助，這也是他們的職責。

第三，佈置一個溫馨浪漫的家。

佈置一個溫馨浪漫的家，可以怡情，讓孕婦獲得好情緒。你可以在房間的佈置上，做些小小的調整。如果你家以前是一個典型的兩人世界的話，那麼可以適當添一些嬰兒用的物品，讓那些從商店購買的可愛的嬰兒小物件（嬰兒的衣服、浴巾等）隨時提醒你：一個小生命即將來到身邊！同時，還可在床頭的上方貼一張非常漂亮的嬰兒畫，一邊看這張畫，一邊想像自己的寶寶是什麼樣子。會像這個寶寶一樣可愛、動人？還可以在居室之中擺幾盆鮮花、餵養幾尾金魚，在庭院養種一些綠草、栽植幾株花木等。這些都可以幫你獲得好心情，保養神氣。

第四，運動開心，冥想養神。

如果你是一個熱愛運動的人，且身體也處於極佳狀態，只是心理狀況欠佳，那麼，不妨到戶外多活動活動，散步是最適合孕婦的運動方式。當然，如果你有條件，也可以去私人游泳館，游泳可以借助水的壓力和浮力，幫你托起沉重的身子，緩解你的心理壓力。

另外，也可以進行瑜伽的冥想練習，這在我們前面的「提倡冥想，精神內守」一篇中已經有詳細介紹，建議孕婦可以多看看前面的內容，學會用瑜伽冥想來調護神氣，以保胎安胎。

第五，用音樂安撫身心，以安胎養胎。

音樂是世界上最美妙動聽的聲音，它能夠到達人們的心靈深處，直接影響人們的情緒。音樂對人情緒的影響，在《黃帝內經》中已有相當篇幅的介紹，比如《素問・五臟生成》中說：「五臟相音，可以意識」，即說明五臟與五音相合五臟能識別五音，聽音樂即可達到安撫五臟的作用，而安撫五臟可以舒暢全身氣血，以保神氣，以安胎養胎。所以每天花二十分鐘靜靜地接受音樂的洗禮，同時想像音樂正如春風一般拂過你的臉龐，你正沐浴在陽光裡。當然，你也可以播放你最喜歡的歌曲，大聲地唱出來，如同參加合唱，你的精神狀態一定會達到最佳點。如此，你的寶寶也會在音樂的安撫中健康長大。

養心小叮嚀：

懷孕是一個女性從幼稚走向成熟的重要標誌，它意味著母親生涯的開始，儘量以一種平和寬容的態度對待生活中的一切消極因素。多去聆聽優美的音樂，閱讀幽默的書刊，呼吸新鮮的空氣，欣賞美麗的風景，保持穩定的心理、輕鬆愉快的情緒。如此，我們才能安養心神，才能保證孕婦的健康、平安，才能用良好的精氣神保胎安胎。

第七章

順時調神之祕

——《黃帝內經》的四季養生之道

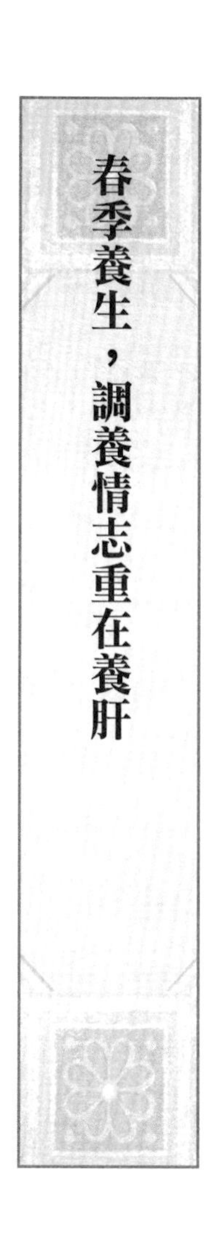

春季養生，調養情志重在養肝

中醫學認為，人以天地之氣生，四時之法成，故而養生必須順應自然，不能違逆。黃帝是一個養生的智者，在《素問．上古天真論》中明確提出他的養生大綱，告訴人們對自然界的氣候變化要敏感，要順應四季養生，以保證「正氣存內，邪不可干」，並且長期堅持修養，才可以盡享天年。所以，我們也應順應這一養生理念，依四時養生，依四時調養情志，如此，我們才能保陽養陰，才能保證陰陽平衡、健康長壽。

春天，調養情志重在養肝。因為，按五行歸屬，春為木，人體臟腑屬肝膽，七情中的怒與肝膽相聯繫。春天是肝木旺盛的季節，在《素問．四氣調神大論》中講，春季三個月，是大自然萬物復甦生長的季節，天地萬物生氣蓬勃、欣欣向榮，調養情志以生發為主，應助長這萌生的資訊。此時人體內的肝氣也隨之升發，所以養肝是「春氣之應，養生之道」，如果違背了這個自然界的客觀規律，就會影響身心健康，引起疾病。

那麼，在春天養情志如何養肝呢？根據《黃帝內經》的養生指導思想，我給大家以下建議。

春天養神六法

第一，養陽，勿扼殺情志。

《素問．四氣調神大論》中有這樣的養生要求，即「春夏養陽，秋冬養陰」，根據春生、夏長、秋收、冬藏的學說，春夏季節正是大自然氣溫上升，陽氣逐漸旺盛的時候，此時養生宜側重於養陽，才能順應季節的變化，預防或少生，甚至不生疾病。養陽的方法很多，比如吃增補陽氣的食物，春天是韭菜、小蔥等食物的上市階段，多吃些這樣的食物，即可幫助升陽。另外，夜臥早起，在庭院裡和綠化地帶散步，舒緩形

體，做各種拳腳體操活動等，也可以養陽，且能使情志隨著春天生發之氣而舒暢。

另外，順應春天陽氣升發、萬物始生的特點，在精神調養方面，著眼於一個「生」字。怎樣「生」呢？《黃帝內經》明確指出：「生而勿殺，予而勿奪，賞而勿罰」，「以使志生」。這裡的「以使志生」，就是說人們在春天要讓自己的意志生發，而不要使情緒抑鬱，應做到心胸開闊、樂觀愉快。一定要讓情志生機盎然，切不可扼殺情志，只能賞心怡情，絕不可抑制摧殘。

第二，保養肝氣，忌怒、抑鬱等不良情緒。

春天，肝氣正旺，要戒怒。因為怒傷肝，要會運用疏泄法，即把積聚、抑鬱在心中的不良情緒，通過適當的方式表達、發洩出去，儘快恢復心理平衡。

當怒從心頭起，將要和人吵架的時候，要學會用意識控制，儘快提醒自己，吵架對身體無益，且解決不了問題，實在不值得。這樣，用理智的力量來控制自己的怒氣，就不會因怒而傷害自己。不過，當不發怒時，一定要學會運用疏泄法，把積聚在心頭的怒氣及其他一些不良情緒，通過適當的方式宣達、發洩出去，比如跑步、傾訴等，都是忌怒的不錯方法。另外，也可以迅速離開引起發怒的環境，或者轉移到其他事物上去。這樣也可以避免發怒傷肝，傷身體。

第三，保養情志，養肝，要把日常生活安排得精彩些。

清代畫家高桐軒有「十樂」，即耕耘之樂、把帚之樂、教子之樂、知足之樂、安居之樂、暢談之樂、漫步之樂、沐浴之樂、高臥之樂、曝背之樂。《壽親養老新書》裡也載有十樂：讀書義理、學法帖字、澄心靜坐、益友清談、小酌半醺、澆花種竹、聽琴玩鶴、焚香煎茶、登城觀山、寓意棄棋。在春天，或者說在人的日常生活中根據自己的條件，把上面介紹的這各種樂安排到日常生活中去，也有助於我們養生、養肝、養情志。

第四，多做戶外活動。

春暖花開之際，在室外、庭院、公園、大自然中進行一些運動或活動，如散步、釣魚、賞花、慢跑、練氣功、打太極拳、放風箏、踏青等。在優美的大自然環境中，享受負氧離子帶來的健康享受，欣賞花紅葉綠，百鳥爭鳴，不失為春季養生的好方法。這樣可以舒肝解鬱，以求身心平衡安健。

第五，環境調攝，養肝，養情志。

春天應景是「綠」，綠養肝，安神，所以在春季，家居綠化是春季養生的一個重要方面。可以在室內栽種能淨化空氣的花，如黃金葛、吊蘭、樹蘭、文竹等。如果陽臺面積較大，可以用花盆種植攀緣類植物，如牽牛花、地錦等。並且要經常開窗，保持空氣新鮮、流通。

第六，注意睡好覺，尤其是睡好子午覺。

春天易睏，原因是，冬季皮膚血管收縮，春季天氣變暖，血管、毛孔擴張，相對穩定的血流量供應皮膚的血流增加，供應腦的血液相對減少，從而造成春睏。為防春睏，為養肝，我們要注重睡眠。尤其要睡好子午覺，對養肝、養神很有益。夜裡十一點至淩晨一點是臟腑氣血流動的時間。這段時間，血回流到肝臟準備儲存精氣（能量），如果不睡，等於強迫肝繼續分解工作，能量無法被貯藏，肝盛陰虛，陰陽失和，不僅傷肝，還傷精氣神。所以睡好子午覺，養精蓄銳，才能心情好，身體好！

養心小叮嚀：

中醫認為肝臟與草木相似，春季屬肝，是肝氣最活躍的季節，也是養肝護肝最好的時候。如果春天沒有養好肝氣，周身氣血就會運行紊亂，其他臟腑器官受干擾而致病。所以養肝不是一味助長，而是讓肝氣調理順暢。肝臟偏弱，固然可以酸味飲食來調養，以防情緒過怒來避免損傷臟氣；春日肝氣更容易瘋狂野長，根據中醫五行學說會傷害脾臟，影響消化系統，這時可以增加養脾食物，平抑肝火，使各器官達到平衡。

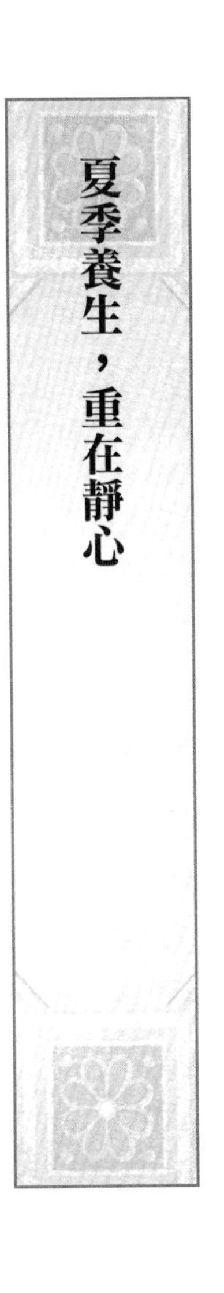

夏季養生，重在靜心

大家不知道有沒有聽說過情緒中暑？其實這在夏天是很常見的。下面我們一起來看看兩個案例。

我有一個學生，一天，天氣又悶又熱，他中午坐計程車趕去外面辦事，偏偏遇上大塞車，堵在路上四十分鐘，往前移動了不到二百米。結果這位同學又氣又急，心裡的一股火怎麼也出不來，於是他跟計程車司機發起火來，結果一場口水大戰就此引發，情緒激動之下還差點動起手來，直到員警來調解才算完事。不過經過這麼一折騰，他心裡那股火算是發洩了出去。

我的朋友說，他們科室有一老主任，屬於脾氣非常好的那種，可是今年夏天有幾天也出現了「情緒感冒」。記得六月六那天，同事小王說到他們老家過六月六的習俗，結果這位老主任就跟人「槓」上了，並且老人家竟然氣得掀翻了桌子上的一杯水。他們當時都大吃一驚，後來朋友跟這位老主任聊天，問他為什麼發那麼大的火，他也說那天火氣特大，反正就想發火。

從上面的兩個例子來看，夏天的確是「情緒感冒」的多事之秋，像上面的二位，其實是個人心理負面情緒積壓久了的一種轉移。人的情緒與外界環境有密切聯繫。中醫認為「夏季屬火，易陰虛陽亢，陽亢火氣就大」。所以在夏季人易出現情緒感冒，也都是外界環境反映在身體上的表現。夏季養生要注重調節情志，並且夏季養生易養心，因為《黃帝內經》中記載：「心者生命之本……為陽中之陽，應於夏氣。」古代著名養生家嵇康也說過：「夏季炎熱，更宜調息靜心，常如冰雪在心。」這裡指出了心靜自然涼的夏季養生法。所以夏季養生，重在養心。

夏季如何養心神

第一，「夜臥早起，無厭於日」。

夏天要保證睡眠，晚些入睡，以順應陰氣的不足；夏季要早點起床，以順應陽氣的充盈。因為我們要順應《素問．四氣調神大論》中所給出的養生建議，即「夏三月……夜臥早起」。但是晚睡也不能太晚，因為夜間十一點至淩晨一點是臟腑氣血回流的時間。此時，血回流到肝臟準備儲存精氣（能量），如果不睡，能量無法被貯藏，就會肝盛陰虛，陰陽失和。睡眠不足，心情會變得急躁。故夏季應安排好足夠的睡眠時間。可以的話，中午最好休息半小時左右。

《素問．四氣調神大論》指出：「夏三月，此謂蕃秀。天地氣交，萬物華實。夜臥早起，無厭於日，使志無怒，使華英成秀，使氣得泄，若所愛在外，此夏氣之應，養長之道也。逆之則傷心，秋為痎瘧，奉收者少，冬至重病。」

第二，「使志無怒」，要避免發怒。

夏季要保持一個淡泊寧靜的心境，不要發怒；遇到不順心的事，要學會情緒轉移，學會冷處理。只要神清氣和，思想平靜，心火就不會生。當然，也不能大喜，過喜則會傷心。

第三，「靜養心」，滋養心陰。

天氣炎熱，使人情緒急躁，此時可以在空閒時，多採取靜坐、練習書法、繪畫、聽音樂等方式，使自己的心情平靜。也可以多坐在綠蔭下，想像冰雪、大海等景象，可以達到精神放鬆、滋陰心火、去熱消暑的目的。

第四，涼快時出去活動。

天氣涼爽的時段進行一些運動，如早晨，可到公園等草木繁茂、空氣新鮮的地方散步鍛煉。傍晚，漫步徜徉於江邊湖畔，習習的涼風會使你心靜似水、心曠神怡。另外，散步、慢跑、體操、太極拳等輕柔的運動方式，可以幫人微微出汗，把體內的氣宣洩出來，避免因夏季天熱而引發的懈怠厭倦、惱思鬱積而導致的氣滯不宣等。

第五，要注意養氣，以養心。

日常生活應保持不急不緩、心平氣和的狀態，讓呼吸均勻有序，「氣」自然就會「和」。氣順了，心自然就平靜了；心平靜下來，自然對身體健康有益。

除了做好上面的這些養生活動外，夏天調劑好飲食，多吃一些清淡清火的食物和飲料，如新鮮蔬菜、水果、綠茶等，少進食油膩食品，不僅能防暑，還能增進食欲。

養心小叮嚀：

夏季養生也可以點按少府、太衝、行間，再配合按揉內踝下照海和外踝下申脈穴等，以達到安神養心的作用。

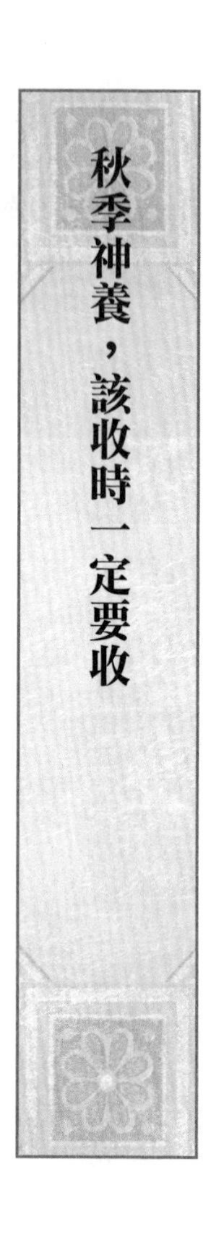

秋季神養，該收時一定要收

秋季，始於立秋，止於立冬。為西曆八、九、十三個月。時值金秋，天地陽氣漸收，陰氣漸生，此時，人體陽氣，亦隨之內收。按「春生、夏長、秋收、冬藏」的總體規律，秋季養生之道的關鍵是一個「收」字，因為《內經・四氣調神大論》中說了：「秋三月，此為容平。天氣以急，地氣以明。早臥早起，與雞俱興，使志安寧，以緩秋刑；收斂神氣，使秋氣平，無外其志，使肺氣清，此秋氣之應，養收之道也。」秋天，地上的陽氣漸退、陰氣漸生，整個天地之間充滿一種肅殺之氣，要不你怎麼能在秋天感覺到秋風刮的情況下，吹在臉上有點切的感覺。切是什麼？小刀嘛，就這種削的感覺，摧枯拉朽，對人體有一定的衝擊。如果人此時還像夏天那樣張揚，就極易受到外邪之氣的入侵，所以秋天過後，養生、養心要注意做到「收」，讓體內也同時發生「陽消陰長」的變化而與外界的變化同步，即「以緩秋刑」。

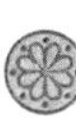

秋季怎樣調神

第一，要做到神志安寧，不要總想亂七八糟的事。

在秋天，首先要做到神志安寧，不要總想亂七八糟的事，「以緩秋刑」。我有一個病人，五十多歲，一到秋天就愛掉眼淚，一看見樹葉落了就不開心，想到生命大限將不遠矣。兒女對她的這種情況很莫名其妙，多建議她去看心理醫生，而兒女這麼一說，她又更不開心了，覺得兒女厭惡她。她來找我時，跟我訴說，說著說著，竟然一悲愴，傷心的感覺又來了，在我面前又幽幽地掉眼淚。我勸慰了她幾句，也跟她講了些秋悲的道理，最好的結果是把她說服了，安心的回家了。

第二，收神養氣，以安養心身。

很多人在秋天都會有這種感覺，即看到葉子枯了，樹枝枯了，葉子落下，人就開始流眼淚了，原因是什麼？原因就是心神沒收回去，還在外面張揚，還在外面奔放，這時候你的感覺會很差。五行喜勝悲，在整個秋季保持十分樂觀的心態，神智安寧，收神斂氣以安養心身。如何保持樂觀？如何安養心身？當情緒不好時，最好的方法是轉移一下注意力，去參加體育鍛煉，如打太極拳、散步等，或參加適當的體力勞動，用肌肉的緊張去消除精神的緊張，這是因為運動能改善不良情緒，使人精神愉快。也可以在秋風秋雨秋愁時，聽一聽音樂，欣賞一下戲劇，或觀賞一場幽默的相聲，這樣，苦悶的情緒也隨之而消。

另外，把名利看得輕一些，多做好事，多做貢獻。不要「爭名在朝，爭利於市」，否則私心太重，欲望太高，達不到目的，就會產生憂愁、悲傷、苦惱。故思慮太多，便可傷神致病。

第三，要養肺，以安神。

秋氣應與肺，肺主悲憂，故有悲秋之說。《紅樓夢》的作者很懂醫道，所以塑造藝術形象時完全符合生活的真實性。林黛玉到了秋天見落花而大為傷感，使原本體弱之軀更因肺癆復發而夭亡了！所以，秋天我們要養肺，以防燥護陰、潤肺滋腎為主。

少辛增酸養肝氣。秋季宜多吃益胃生津的食物，如百合蓮子粥、冰糖銀耳粥、紅棗糯米粥、黑芝麻粥等，要少吃椒、蔥、蒜等食物。

第四，多照陽光，多出遊。

其實在秋天，自然界的春華秋實現象還是很值得人們高興的，萬物成熟，果實累累，不僅有物質上的實惠，而且也是精神上的鼓舞。所以此時你不要總是悲，多曬曬太陽，可以的話最好在天高氣爽的秋季外出旅遊，徜徉於青山綠水之間，可以使人心曠神怡，且呼吸帶有大量負氧離子的新鮮空氣還有不少祛病延年的好處，何樂而不為呢！所以秋天秋遊可以解百愁以養生。

第五，立秋以後，早點睡覺。

「早臥早起，與雞俱興。」這是《黃帝內經》中提倡的秋季的作息建議。雞什麼時候睡覺？雞一到黃昏就看不見東西了，就睡了，早早就睡了。黃昏的時候，酉時，七點以前就進窩了。所以，看雞怎麼睡，咱就怎麼睡吧，早睡早起，因為雞起得也很早呀。早睡早起精神好，益養心身。

第六，節制房事，「收斂神氣」。

在古代，先賢們秋季養神，還要求皆以養陰為由，強調獨臥，這點對於中年人特別重要。因為當人年過四十歲以後，陰氣由旺盛逐漸減弱，到了老年精力更加衰退，是自然的趨勢。如果能善自珍攝，不過分透支體力，注意養腎保精，則能延緩衰老，達到長壽，所以中年人節欲十分必要。

養心小叮嚀：

秋季養生在對精神情志、飲食起居、運動導引等方面進行調攝時，應注重一個「和」字。還要注意不斷地收斂神氣，以適應秋季容平的特徵，並不使神志外馳，以保肺之清肅之氣，這就是順應秋季季節特點。在精神上養收的方法，可使機體陰陽氣血和諧，達到益神強身健體的目的。

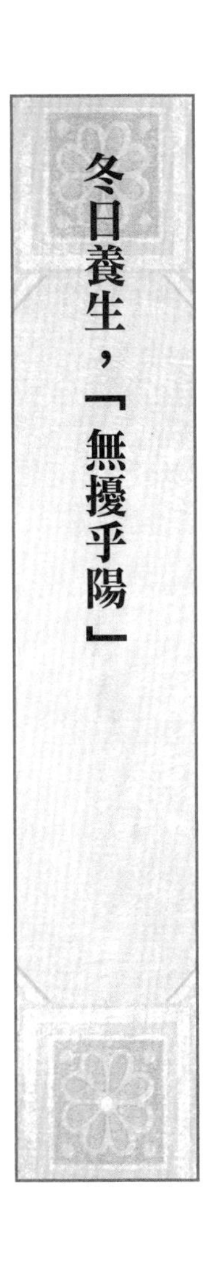

唐代柳宗元《江雪》有詩雲：「千山鳥飛絕，萬徑人蹤滅。孤舟蓑笠翁，獨釣寒江雪。」先不說詩中那種寄託了一種傲然獨立、清竣高潔、人格理想的深層意蘊，僅從詩中寥寥數語的描述，就可以感受到嚴冬這種漫天大雪覆蓋天地山川，沒有飛鳥，沒有人跡的奇景。這種奇景，突出了嚴冬的嚴寒酷冷。儘管詩很美，但從養生保健的角度上來講，冬天是寒冷肅殺的季節，人們應當順其自然，「去寒就溫」，不宜隨意抗寒傲雪，「無擾乎陽」，這樣才對身體有益。

「一顆瑟瑟發抖的心，在冬日的日子裡搖曳不停。」好友在ＱＱ上給我留言，說她自從入冬後，就莫名其妙地煩躁，晚上睡不踏實，心理總有幾分恐懼感，對什麼事情都提不起勁，有時在工作和生活壓力大的時候甚至萌生了死的想法。這是冬季憂鬱症！我一看到好友的留言，就有些著急了，隨即給她去了電話，讓她冬季注意養情志，並告訴她冬季養情志的方法。

進入冬季以後，晝短夜長，日照時間減少，人體腦內松果體分泌的褪黑激素增多。這種褪黑激素直接抑制腦內神經遞質血清素的合成。而血清素俗稱情緒的穩定劑，它的減少可直接或間接導致一部分人抑鬱情緒的產生。另外，冬天氣候寒冷，陽光微弱，景物蕭瑟，如果人一旦再遭遇點什麼生活上的不如意，如離婚、失業、生離死別等，冬天這樣的情景再和人這樣的心境融合在一起，人們更容易觸景傷情。如果不能及時排遣消極情緒而最終任其發展，即可引發更嚴重的心身疾病，所以，冬季要注意養心。另外，冬季養生，應順應自然界閉藏之規律，去寒就溫，以「斂陰護陽」為根本。所以冬季要養「心」，且要「無擾乎陽」。

冬季如何養心神

第一，「恬淡虛無」，心理平衡是健康長壽的基石。

對於現代都市人來說，誰擁有了心理平衡，誰就擁有了健康和長壽。養心就是擁有心理平衡的重要方法。《黃帝內經》中強調「恬淡虛無」，即平淡寧靜、樂觀豁達、凝神自娛的心境。進入冬季後，天氣寒冷，人體生理時鐘不能適應冬季日照時間短的變化，導致生物節律紊亂和內分泌失調，造成情緒與精神狀態紊亂。養心注意「恬淡虛無」，更能保持心理平衡。常保持心理平衡的人，五臟淳厚，氣血勻和，陰平陽秘，所以能健康長壽。

第二，學會釋放壓力。

現代社會，生活、工作等給人們造就了各種壓力。這些壓力給人們的生理和心理都帶來了諸多不良反應，如緊張、焦慮、憤怒、悲觀、厭世、玩世不恭以及注意力不集中等，更為嚴重的甚至可能表現出憂鬱症徵兆、孤僻、絕望以至於想自殺。壓力是社會發展的必然產物，尤其是在冬天，壓力給人造成的心理危害更大，讓人心身俱累，且不容易緩解。所以，冬季更要學會釋放壓力，做到「聞而未聞無煩惱，見而不見少是非」，凡事看開一點，想開一點，以德養心，以仁養心，或者適當地進行戶外活動，以減緩壓力，這些都對冬天休養身心有益。

第三，以藏為要務，休養精氣神。

冬藏是順應四季規律的傳統養生論，冬天務必保養好自己的精氣，精氣內存，才能身體健康，頤養天年。冬季房事要養藏，冬天人體陽氣已衰，性欲下降，性衝動也相應減少，所以冬季是適合保精的時節。對不同年齡的人來說，節欲保精措施應有所不同。對青年人來說，由於肉體的接觸可激起性欲，但要遵守規律。「人年二十者，四日一泄；三十者，八日一泄。」即二十歲時，可四天一次；三十歲時，可八天一次。至於老年人，身體機能衰退，房事更要減少。孫思邈指出：「六十者，閉精勿泄，若體力猶壯者，一月一泄。」老年人一月一次就可以了。總之，行房要量力而行，過了就易傷精氣神，易使人精神萎靡，不健康。

第四，早睡晚起，頤養身心。

冬日白天短，陽氣弱，要早臥晚起。因為在《素問．四氣調神大論》中說：「冬三月，此為閉藏。水冰地坼，無擾乎陽；早臥晚起，必待日光。……去寒就溫，無泄皮膚，使氣亟奪，此冬氣之應，養藏之道也。」意思就是說：在寒冷的冬季裡，不應當擾動陽氣，破壞陰成形大於陽化氣的生理比值。因此，要早睡晚起，日出而作，以保證充足的睡眠時間，以利陽氣潛藏，陰精積蓄，做到恰如其分，遵守「無擾乎陽」的養藏原則。

第五，適當活動，戰勝情志低落。

「冬天動一動，少鬧一場病；冬天懶一懶，多喝藥一碗。」這句民諺是以說明冬季鍛煉的重要性。其實，冬天多活動活動，如慢跑、跳舞、滑冰、打球，在家做做「五禽戲」等，都有助於消除情志低落，安養心神。

第六，多曬太陽，調養情緒。

冬天，雖然我們要求神藏於內，但不是說應當整日懶散嗜睡、昏昏沉沉，因為這是一種消極的情緒狀態。對於冬天昏沉倦怠的情志狀態，改善的方法就是多曬太陽，延長光照時間，陽光帶來的溫暖和明亮是調養情緒的天然辦法。

養心小叮嚀：

冬季因為氣溫降低，日照少，人體褪黑激素分泌增加，生理時鐘不能適應冬季日照時間短的變化，導致生物節律紊亂和內分泌失調，造成情緒與精神狀態紊亂。再加之冬季戶外活動減少，情緒就更容易感到低落。所以為了防治這一情緒症狀，要多吃富含維生素C的新鮮蔬菜和水果，多曬太陽多運動，用色彩調節心情，從服飾到家中、辦公室的環境，在冬季有意識地變換或增加一些鮮豔、溫暖的顏色，可以幫助自己開朗、自信，防治心情憂鬱。

第八章

心病還需心藥醫之祕

——用好心情擊退病魔，重拾健康

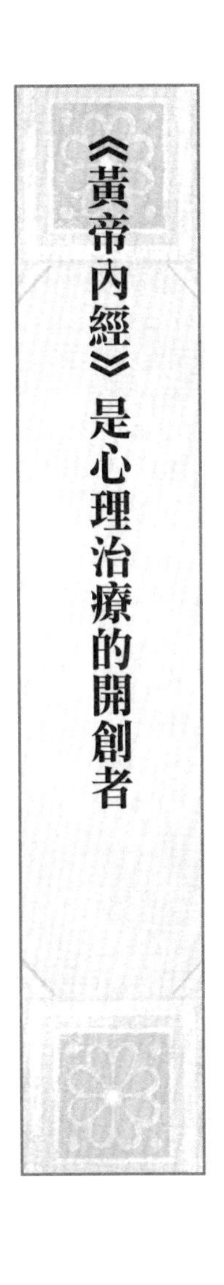

《黃帝內經》是心理治療的開創者

心理養生從何時緣起？這恐怕很多人都不知道吧！其實，心理養生可以追溯到「毒藥未興，針藥未起」的上古時代。打從中醫學經典《黃帝內經》問世，不僅標示著中醫學理論體系已經形成，而且對心身相關問題的認識和研究也取得了不可忽視的成就。一直以來，《黃帝內經》中的養心思想對後代的心理養生和心理治療起著重要的指導作用。

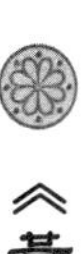

《黃帝內經》的心理養生法寶

第一，《黃帝內經》中講究「天人合一」的養心理念。

「人之始生，得之於天」，「天地之大紀，人神之通應也」，人的身心活動受到自然界變化的影響與制約，而心身本身也具有適應自然變化的能力。所以，《黃帝內經》中講究「天人合一」的養心理念，是心理養生和治療的基本原則之一。

第二，《黃帝內經》中講究「形神合一」的養心理念。

形神是生命的基本要素，「形」指形體，包括臟腑組織器官等；「神」指生命機能，包括心理機能和生理機能。人的生命是肉體（形）與精神（神）的統一體，精神活動是在全部生命機能的基礎上產生出來的更為高級的機能活動，心身問題的本質就是形神合一。形神和諧是健康的象徵，形神失調是疾病的標誌，形神分離意味著死亡。因此養生必須形神兼養，以協調心身關係為宗旨。總的原則是「形宜動，神宜靜」，動則順乎天然，靜則恬淡無為，乃為養生之道。

第三，《黃帝內經》中講究「和」的養心理念。

《黃帝內經》中提出一個「和」字，即「血和」、「衛氣和」、「志意和」、「寒溫和」等。人體中這些要素「和」，人才能健康長壽，不生心身之病。這一點在《黃帝內經》中有一段話對此進行了精彩的論述，即「是故血和則經脈流行，營復陰陽，筋骨勁強，關節清利矣；衛氣和則分肉解利，皮膚調柔，腠理緻密矣；志意和則精神專注，魂魄不散，悔怒不起，五藏不受邪矣；寒溫和則六府化穀，風痹不作，經脈通利，肢節得安矣。此人之常平也。」概括地說，中醫認為健康的本質是和諧，即人與自然和諧、心與身體和諧、心與社會和諧，心與氣血和諧等。從自然萬物的生化，到為人處世之道，莫不以「和」為貴。簡言之，健康就是一種和諧的狀態，養身養心也要注重各種和諧，這就是《黃帝內經》給我們的深刻啟迪。

第四，《黃帝內經》中講究仁者壽，以德怡養心身。

《黃帝內經．太素》中講：「修身為德，則陰陽氣和。」養生以修德為首務，修德以修心為中心。一個具有一定道德修養的人，往往是一個心理健康的人，具有良好的心理素質，為人豁達大度，充滿愛心，樂於助人，對未來充滿信心，碰到困難和挫折不會灰心喪氣，以快樂的生活態度面對人生。另外，大家也可以參考本書前面的相關內容，掌握以德養心的真諦！

第五，《黃帝內經》中提示，冶養心身，貴在適度。

度，是衡量一切事物輕重、長短、多少的統稱，「養生貴在識度與守度」，中醫用在心理養生上時，就是要求做人的一切都得有個「度」，養生也不例外。「樂而不淫，哀而不傷」，就是悲歡有度；「君子愛財，取之有道」，就是理財有度；「仰不愧於天，俯不怍於人」，就是做人有度。總之，養生養心，身處在繁雜的世界中，一切都要有度，並且貴在識度與守度，此乃中庸之道在養生理論中的具體應用，也值得我們每個人學習。

第六，《黃帝內經》中提示，養心，要重自然之道。

養生養心，重要的是遵循自然之道。這在《黃帝內經》中所提出的「法於陰陽，和於術數」、「春夏養陽，秋冬養陰」、「虛邪賊風，避之有時」、「順四時而適寒暑」等句子中可以看出來。如今「人類和自然正走上一條相互抵觸的道路」，科學技術高度發達，雖然可以給人們造福，但對自然界過量的開發和破壞，用非自然手段來養身療疾等，都會嚴重威脅人類的身心健康。所以，《黃帝內經》中所提示的要重自然之道，對保護環境、保護人類的健康等，意義深遠。

第七，《黃帝內經》中提示，調養心身，是防未病，有助於防治疾病。

中醫把情志過用作為重要的致病因素，如怒傷肝、喜傷心、思傷脾、憂傷肺、恐傷腎。《黃帝內經》說：「憂恐忿怒傷氣，氣傷臟，乃病臟。」因此，保持良好的情緒是維護心身健康的重要保證。《黃帝內經》中提出了「治未病」的概念，《素問·四氣調神大論》說：「聖人不治已病治未病，不治已亂治未亂……夫病已成而後藥之，亂已成而後治之，譬猶渴而穿井，鬥而鑄錐，不亦晚乎。」所以積極治療心理疾病，對於防治未病很有益，而且積極治療心理疾病，也是治療身體疾病的一個重要部分。

養心小叮嚀：

《黃帝內經》中闡述的心理學內容是我國古代的醫學心理學，對現代的心理養生有很重要的指導意義，是珍貴的歷史文化遺產對於個人心身養生，也有重要的指導意義，值得我們每一個人研讀、學習使用。

笑是治病的良藥

「當你苦著臉，鮮花就垂下了花瓣；當你苦著臉，鞦韆就不再飛盪。當你苦著臉，青草就長刺，會咬人……小傢伙，你對它們笑笑吧！你一笑，所有的花兒又會鮮豔，草兒又會變得柔軟，走了的大樹也都會跟著回到花園，鞦韆又會重新飛盪起來。盪著，盪著，盪著，盪上藍天。」這是法國的博斯凱寫的一首關於不笑與笑的詩歌，名字叫《當你苦著臉》。我很喜歡這首詩歌，每次讀完之後，我都會很開心地笑一笑，為詩歌中溫馨的意境笑，也為健康而笑。

試想，假如我們的生活中沒有笑，那將會是什麼樣子？大概跟僵屍無異了。其實笑有很多好處，對人體的健康也很有幫助。《黃帝內經》中指出：「喜則氣和志達，榮衛通利。」一笑即喜，喜可使人體氣血和暢，生機旺盛，從而有益於身心健康。

現代的心理研究顯示，笑是人體的生理需要，對身體有很多好處，比如：

- 笑能幫助分泌消化液，幫助消化。
- 笑能緩解精神和神經上的緊張，調節人的心理活動，消除煩擾，振奮精神。
- 笑能促進血液循環加速，滋養面容，有利於漂亮。
- 笑能調節自律神經系統和心血管系統的功能，防治精神疾病、神經疾病和心血管疾病等。
- 笑能使肺擴張，對呼吸系統有良好作用。
- 笑能增強肌體活動能力和對疾病的抵抗能力，達到某些藥物所不能達到的作用。

總之，笑是治病良藥，健身防病之法寶。

我有一個病人，由於生活壓力大，整天愁眉苦臉，雖然她希望自己不要生病，要健健康康，可是她卻偏偏因壞情緒導致自己天天食欲不振，唉聲歎氣，面黃肌瘦，不得不來看醫生。對於她的病，我除了給她開一些健胃之類的藥外，還給她開了一些舒肝解鬱的藥。但是我告訴病人：「其實，這些藥你完全沒必要拿錢來買，你用你自己的藥就能把你的病治好！」她聽了很疑惑，我跟她說：「給自己設計快樂的情緒，然後面帶微笑，昂首挺胸，把愉快的情緒固定在自己心中。每天對著鏡子笑一笑，對別人多笑笑，笑口常開，你就不會生病了。」

病人聽我這麼說，還在歎氣，說：「自己都愁死了，哪能笑得出來呀！」我說：「你不笑也得笑，要不你愁死了，不就虧大了嗎！」病人聽了，噗哧一聲笑了。

其實，生活中有很多事情沒什麼大不了的，就算你的遭遇再不好，笑、高興同樣會給你帶來好運氣。

記得曾經看過一則這樣的故事，一個賣花的老太太每天都在不同的地方賣花，但是每天都很開心，微笑著對待路過的每一個人。她的鄰居是一位年輕繁忙的女作家，她很納悶老太太為什麼整天都那麼高興。有一回她去拜訪老太太，問道：「您為什麼總是那麼高興呢？」賣花兒的老太太跟女作家說：「耶穌被釘在十字架上之後第三天就是復活節，所以不管遇到什麼樣的事情，我都會等待三天。」

老太太的話很有哲理，不管什麼事情，別讓不良情緒控制你，面帶微笑，耐心等待一下，會出現好結果的。

也許你現在意識到微笑對你的意義了，那麼從現在開始為此而努力吧！

怎樣才能笑口常開？

第一，知足常樂是笑的源泉。

足而生樂，樂而生喜，喜則生情，情則養人，人才不會生病，並且還會治療疾病，有益於身心健康。所以生活中要常體會「比上不足，比下有餘」和「知足常樂」的道理。

第二，生活豐富是笑的條件。

熱愛自己的工作，熱愛自己的生活，興趣廣泛多樣，自尋樂趣，還要廣交朋友，樂於互相交談，互吐衷情，使情緒變得豁達、輕鬆。用豐富多彩的生活來調劑自己，激發熱愛生活的強烈願望，歡樂之情溢於言表，心胸開闊，開朗樂觀，生命之樹才能長青。

第三，健康之笑發自心底。

健康樂觀的笑是發自內心的自然歡笑。所以常欣賞一些有意思的幽默段子、搞笑的小品等，這時所發出的和諧、輕鬆、舒適的笑，是有益健康的自然之笑。

第四，幽默是最讓人放鬆的笑。

一個渾身洋溢著幽默的人，必定是一個樂天派。愁眉苦臉是滋生不出幽默來的。每個人都應培養自己的幽默感。在生活中遇到的各種困難和矛盾，若以幽默待之必會增添無窮妙意異趣。生活在幽默風趣的氣氛中，臉上經常會顯現出健康輕鬆的微笑。

養心小叮嚀：

善笑者少病、樂觀、長壽，生活愉快。所以，為了你的健康、幸福，要學會控制自己的情緒，讓悅耳的笑聲伴隨你的一生。

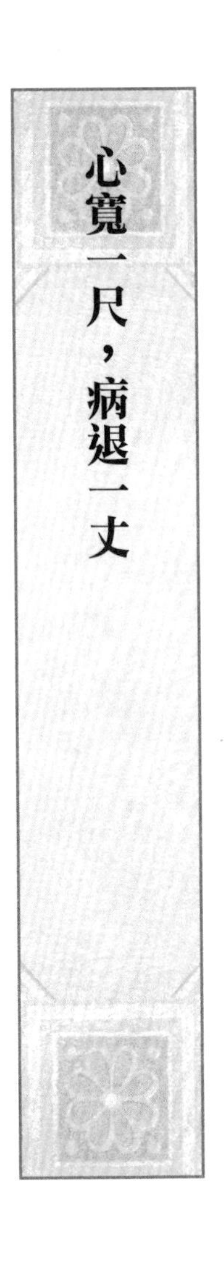

生活中我們可能會看到這樣的情形，即兩個生活在大致相同條件下的人，一個人得了很嚴重的疾病，而另外一個人卻健康長壽，幾乎不得病；還比如，並非所有接觸過致癌物的人都會患上癌症；或者兩個患有同樣疾病的人，病情差不多，結果一個治癒，一個死亡。

為什麼會有這樣的差異？原因是，生病或病亡的幾率，跟人的情緒和精神有著顯著的相關性。我們時常發現患癌症的人往往正是那些壓抑自己的人。

臨床有研究結果指出，負面的意識和精神就像毒藥，它會透過情緒直接影響下視丘活動，不斷削弱我們的免疫系統，最終誘發疾病或導致疾病遷延不癒。所以建立起健康的思維模式，把心理上的自我破壞態度轉變為自我治癒態度，我們就可以啟動身體的自動恢復機制，逐漸康復。

《黃帝內經》中講了，人的心理現象與人的身體之間存在著千絲萬縷的聯繫。「人有五臟化五氣，以生喜怒悲憂恐。」正因為這樣，人產生的任何負面情緒，都會影響身心，未曾解決的心理問題會造成內心的緊張，這種緊張進而導致了體內生命物質流通的障礙，又是這些障礙最終導致了生理方面的疾病。但人「心寬一尺，病退一丈」，人放寬了心，高興了，就可以擊退疾病了，這又應了《黃帝內經》中的「喜則氣和志達，榮衛通利」一說。一個人的心態平和、放鬆了，身體氣血平和，氣順調達，血液充盈通暢，體內的每個器官、每個細胞都健康，人也更容易保持健康。

如何才能保持心寬？

第一，寬大為懷，明哲保身。

俗話說：「心寬體胖。」一個時常都是心寬的人，一定會是每天滿面春風、笑容可掬的人。不管在何時何地自己都要寬大為懷，有時候「急流勇退、退避三舍、明哲保身」一下也為嘗不可。這是一種以退為進的淡定，是一種足智多謀的恬靜，是一種釜底抽薪的深沉。

第二，心靜如水，在困難（疾病）面前化險為夷。

只要自己的心是晴朗的，心靜如水，就沒有什麼暴風驟雨的時候！一個人若能怡然自得，心中總懷著一種樂觀向上的獨特情愫，沒有什麼污漬攪混摻雜。如此，靜心如水和怡然自得的人，才能在平靜中乘風破浪，戰勝困難和病魔，保全自己，不被壞情緒或身心疾病打敗。

第三，隨遇而安，安常處順。

隨遇而安也是自己知足常樂的最大內涵，只要自己能夠習以為常地生活，面對一切風雲變幻，那麼將會贏得最後的成功。所以當我們遭遇疾病時，不妨也想開些，隨遇而安，積極治療，這樣我們才能泰然處之，保全自己。

第四，喜歡並愛護自己。

別老想著改變自己，有意栽花花不開，無心插柳柳成蔭。要學會認可自己，接受自己能力有限的事實，用愛心和童心擁抱自己，擁抱生活，用成熟理解生活，懂得感恩，善待自己。如此，我們的心是安詳的，我們也會受到自己的保護。

第五，發展你的興趣愛好，建設你的支援系統。

發展你的興趣愛好，保持強烈的好奇心和求知欲，可以幫你保持健康的體魄和心理。另外，要廣交朋友，積極做人，多與積極者交往，盡可能少與消極者接觸。幫助別人做些事，幫助別人會使你快樂，尤其在別人處於困境中時，「患難見真情」，你獲得的將會遠遠大於你的付出。如此，你的生活才容易處在陽光下，你才不至於被「噩運」所打敗。

第六，不要總是把事情看得很嚴重。

不要為無關緊要的事發牢騷，不要總是把事情看得很嚴重，不要把所有的過錯都歸罪於自己。不斷尋找新的嗜好，關心新近發生的時事和身邊的新鮮事，對生活充滿新鮮感，要知道每天的太陽都是新的。如此，你才能放鬆心情，心寬一尺，病退一丈。

第七，去除那些對你來說是負擔的東西，看到事物光明的一面。

學會使自己心平氣和，保持一顆平常心，對小事不要過分計較，難得糊塗嘛！去除那些對你來說是負擔的東西，停止做那些讓你覺得無味的事情。看到事物光明的一面，承認人性中有光明的一面，也有黑暗的一面，要有寬容和諒解的胸懷，不以物喜，不以己悲；不走極端，禁絕怒食。嘗試做一些新鮮事，來豐富你的生活，放棄不太重要的事情。聽音樂、看書讀報是增加興趣、寬心的最好方法。

另外，還要注重休息，任何時候睡眠都不是浪費生命。

總之，開心也是一天，不開心也是一天，何不如天天開心！開心才能心寬，心寬才能防病治病。所以用心「另眼」看世界吧，學會給自己寬心，你就能修成不生病的金身銅體，疾病就不會找上你。

養心小叮嚀：

心寬一尺，要求多方面去寬慰自己，樹立積極的健康情緒，也只有這樣，才能讓我們在面對疾病的折磨時，不至於倒下，而是勇於擊退疾病。

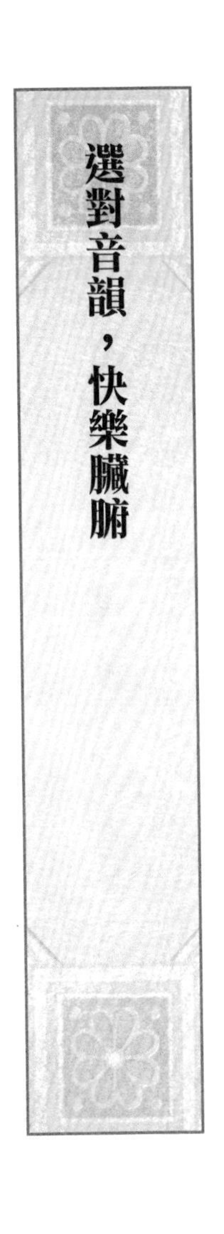

按中醫心理學理論，七情內傷會導致人體氣機的紊亂，從而可能導致一系列疾病的發生。因而，許多疾病的發生與情志因素有一定關係。

我的門診上，可以說是什麼樣的病人都有。記得二〇〇九年有一個小夥子來到門診上，敘述正月裡一個月瘦了十多斤。經過舌診、脈診、以及西醫的血脂、血糖等化驗，我發現小夥子空腹血糖竟達到了 252 mg/dl，舌苔淡白，脈細數，屬於氣血兩虛的糖尿病。

小夥子也就三十二歲，看起來有些憔悴，一般人從春節放假到年後上班都會胖上幾斤的。經過我仔細一詢問，原來，小夥子原本準備春節前結婚，不料父母因女方身體多病的原因，怕兒子以後比女方要多操勞而堅決反對，小夥子又是個十分孝順的人。在親情與愛情之間，他選擇了親情，與女友提出了分手。接下來的一個月裡，茶飯不思的，整天鬱鬱不樂。一段時間下來，人消瘦了一大圈。就這樣，糖尿病找上他了。

看來，這位小夥子的糖尿病的發生，心理因素的刺激是主要原因。就糖尿病來說，其病因可由悲哀、嫉妒、鬱滯生熱、化燥傷陰等引起；也可由憤恨、惱怒而導致肝失調達，氣機阻滯，亦可生熱化燥，耗傷陰津，進而導致肺胃燥熱，而引發口渴多飲，消穀善饑；或因五志過極化火，灼傷津液，等等諸多情志因素而形成消渴。《黃帝內經》中說：「……怒則氣上逆，胸中蓄積，血氣逆流，髖皮充肌，血脈不行，轉而為熱，熱則消肌膚，故成消癉。」劉河間《三消論》裡說：「消渴者……耗亂精神，過違其度之所成也。」

現代醫學研究表明，大部分糖尿病患者的發病，都是由於體內胰島素分泌不足所致。例如，常吃夜宵的飲食習慣，會使胰腺不斷分泌出胰島素幫助消化，胰島不堪重負，胰島素分泌不足，最終甩了擔子，休克了。當然，除去它的病理原因之外，心理方面的壓力因素，如失戀、離婚、失業、喪偶、商業的激烈競爭失敗、地震造成家園被毀等巨大的打擊，也會造成精神緊張。如果不能適當調節，長期的情緒緊張也會造成內分泌失調，影響胰腺分泌胰島素的機能，從而導致血糖和尿糖指數急劇增高，就會出現糖尿病。

實際上，對於臨床上這些由情志因素的刺激而導致的發病者，常常靠吃藥效果並不顯著！

小夥子臨走的時候，我給他開了一些降糖藥物，告訴他，「俗話說：藥物靈不靈，關鍵在心情！如果你能夠改變心情，可以不用藥就能把你的血糖控制下來。比如聽聽舒緩的音樂，心理的壓力和緊張消除了，血糖也就不會上升太快了。還有，千萬要遠離煙酒。」小夥子唯唯諾諾地離開了。

事實上，對於糖尿病等病人來說，音樂療法具有非常好的治療功效。現在西醫認為，糖尿病人心情低落時，可以聽聽貝多芬的《第九交響曲》，從那充滿英雄氣概的音樂聲中尋找到心理認同與昇華，獲得健康生活的信心和勇氣。而在中醫中，這種音樂療法早在《黃帝內經》中就已有論述了。據信，在古代，「上醫」往往不用針灸或中藥，而用音樂。一曲終了時，往往就是病退人安樂時。

中醫認為，人體的五臟五志與五音是一一對應的。選對音韻可達到消除精神緊張、調理內分泌的調理身心作用。

我們來看看老祖先是如何巧妙地把五臟、五志同五音相結合起來，通過對應的情緒對人體的臟腑起到調節作用的（見圖八－一）。

五行	五臟	五志	五音
金	肺	悲	商
木	肝	怒	角
水	腎	恐	羽
火	心	喜	徵
土	脾	思	宮

圖 8-1
五臟、五志與五音的對應

生物學上有一個很有趣的研究，在音樂環境中生長的植物，生長速度明顯有變化，而魚兒聽到音樂，也長大得特別快。有學者對音樂養生研究認為，人體的生命活動如呼吸、心跳等，和音樂一樣，也是有著自己的節律，當人體的生理節律和音樂的聲音、節律吻合時，兩者就會產生共鳴，起到養心養生的作用。因此，如果選對了音韻，可以讓我們的五臟六腑也適應音律的變化，變得快樂起來。

就拿前面那位小夥子來說吧，想要讓自己走出情感的沼澤，讓自己高興起來，對應圖八－一，應該選擇柔和的或是徵調式的樂曲，相當於簡譜中的「5」。徵調的旋律相對來說顯得熱鬧、歡樂、活躍、輕鬆而層次分明，給人情緒歡暢的感染力，具有「火」之特性，通於心，心氣是最需要平和的。五志中屬喜，能振奮精力。徵調式的國樂曲如《紫竹調》、《金蛇狂舞曲》、《喜洋洋》、《步步高》等，適合於晚上睡覺前聽，有助於安眠。

當然，選擇音樂也要對症下藥，並不是所有的病症都適合於某一種音樂或只要是音樂就可以用來治病。你需要找準自己想要調節的是哪個臟腑的功能，想要獲得一種什麼樣的情緒，才能找準音樂的主旋律。那麼，商、角、羽、宮又是什麼樣的音樂，又適合哪些人選擇呢？

第一，角調式音樂的角。

角調式音樂的角，相當於簡譜中的「3」，表達了大地回春、萬物重生、天地一派生機的意境。曲調親熱爽朗，具有「木」之特性，通於肝，肝喜調達。五志中屬怒。如江南絲竹樂、《鷓鴣飛》、《胡笳十八拍》、《春風得意》等，有很好的舒肝理氣的功效，非常適合於憂鬱、乳房脹痛、痛經的女性患者賞聽。時間宜選擇在晚飯後、睡覺前。聽時不妨再來一杯綠茶。

第二，宮調式音樂。

宮調式音樂則適合於養脾宮調，相當於樂譜中的「1」，聽起來音樂悠揚沉靜，婉轉而醇厚、穩重，具有「土」一般的寬厚結實特性，而五臟中可入脾，對應五志為思。我們知道，人一有心事，就會茶飯不思，出現腹脹、便稀、經少色淡等症狀。中醫認為，脾氣是最需要溫和的。常見的宮調式樂曲有《月兒高》、《春江花月夜》、《塞上曲》、《平湖秋月》、《十面埋伏》等。那些像林黛玉一樣的多思多慮、多愁善感的人以及食欲差、飯吃不下去、消化功能不良的人，不妨在吃飯時放一放這樣的音樂和歌曲，有很好的調節脾胃功能。

第三，商音。

商音呢，類似於簡譜中的「2」。商調式音樂是養肺的音樂，而肺是最惡燥、喜滋潤的器官。商調式音樂曲調高亢、氣勢悲壯、宏偉而鏗鏘雄偉，在五行中，具有

「金」之特性，通於肺，五志中屬悲。樂曲有《黃河》、《陽春白雪》、《十五的月亮》等，能幫助人們將心頭的鬱悶發洩出來，從悲哀中解脫。比較適合於有咳嗽、盜汗、喉嚨上火等症狀的患者。

第四，羽調式音樂。

羽調式音樂，有些像是樂譜中的「6」，聽起來風格清純、淒切哀怨、蒼涼柔潤，如行雲流水一般，具有「水」之特性，有滋潤和滲透的作用，通於腎，腎氣需要蘊藏，五志中屬恐。所以我們常見有人受驚嚇的時候，大小便失禁的情景。腎臟不好的人可以常聽聽《梅花三弄》、《梁祝》、《二泉映月》、《漢宮秋月》等，能使患者在音樂聽罷感覺平靜安神、神清氣爽之感。

養心小叮嚀：

音樂調神每日二、三次，每次以三十分鐘左右為宜。最好戴耳機，免受外界干擾。治療中不能總重複一首樂曲，以免久聽生厭。治療的音量應掌握適度，一般以七十分貝以下療效最佳。

人逢喜事精神爽

可能很多人在電視上，或者在現實生活中，總會看到「沖喜」這一迷信習俗。家中有人病危時，企圖透過辦喜事來驅除病魔，以求轉危為安。還有一種就是運氣差或說手氣差，靠沖喜來達到好運的目的。雖然沖喜是一種迷信的說法，但是就中醫養生來說，「沖喜」，家有喜事，對健康養生是有益的。

因為在古代，「沖喜」還有一種解釋是陽氣不足時通過沖喜來提升陽氣，改善運道或身體健康。這是一種很高明的方法，沖喜沖掉的是身體的邪氣，換回的是正氣。實際上沖喜是借助外在的環境改變病人的身心狀態。《黃帝內經》中講「喜則氣和志達，榮衛通利」，因為喜才能保證心身平和，氣血流暢，陰陽平衡，才能心健體安。所謂人逢喜事精神爽，久病或長年身體不好的人，刻意地操辦些喜事，對病情是很有幫助的。

那麼該如何保持「人逢喜事精神爽」的情緒呢？人不可能天天辦喜事呀，不可能天天中大獎，所以這個「喜」事，並不就只指操辦婚嫁喜事，遭遇中大獎之類。這個喜事要求很簡單，就是在生活當中，多想一些高興的事情，看一些歡快的娛樂節目，聽自己喜歡的歌曲，讀自己喜歡的書，業餘時間多做自己喜歡的事，等等，都可以讓自己「精神爽」。

喜是人生的一種大境界，能夠保持一顆歡喜心，對身體的滋養是比吃什麼靈丹妙藥都管用的。人處於快樂的心境時，身心舒暢、精神飽滿、動作靈巧、不易疲勞，觀察問題、記憶事物最具效率和創造性。即使遇上困難或遭遇挫折，亦富有克服的勇氣和信心。

好的心境從何來？

第一，知足常樂。

每個人都會為自己制定人生的目標，也正因為有了人生目標，人們才生發了貪婪的心，為了實現自己的目標，人們奔波忙碌永不滿足。可是這樣的結果對身心是無益的。一個真正的智者是可以看清這一切的，用一種平和的心態對待人生。知足常樂，開開心心每一天，健健康康度光陰。這對增進身心健康、延年益壽必起到意想不到的效果。

第二，避免計較。

為個人的蠅頭小利而鑽營，豈能不處處碰壁，何樂之有？所以，別太斤斤計較，放鬆一點，想開一點，大度一點，你會活得更快樂，喜事更多，你也會活得更舒心，更健康。

第三，要「樂其俗」。

結婚、慶生、吃滿月酒等這些喜事，如果有機會一定要參與，因為《黃帝內經》說，我們要「樂其俗」，你所生活的環境有各種習俗，自有它存在的道理，所以參與進去，享受喜的文化，也會幫你獲得好心情。

第四，喜樂還要有開朗的性格、正確的人生觀。

人逢喜事精神爽，這還來源於一個健康的身體、一個正確的人生觀、一個開朗的性格。健康的人一般樂觀少憂，可以奠定喜樂的生理基礎，喜事較多。開朗的人，襟懷坦蕩，即使遇上不遂心的事反應亦會弱些，且易消除。反之，性格沉鬱、心胸狹窄的人，是與喜樂無緣的人。

養心小叮嚀：

人逢喜事精神爽，這就要求我們從多方面去獲得「喜事」，而這種喜事也要建立在身體健康、性格開朗、人生觀正確等條件之上。所以修養身心，是喜樂的關鍵，也是保證健康長壽的關鍵。

心安才能談理得

心安理得在《辭海》裡的解釋為：自以為做的事情合乎道理，心裡很坦然。因為心裡坦然，所以心更平靜。《黃帝內經》中講，心是藏神的，心安才能保證人體心氣平和，避免了「心動，則五臟六腑皆搖」的不平衡生理現象發生，有益安養心身。

現代人的壓力比較大，欲望比較多，心不安理不得的情況天天都可能發生。比如有些當幹部的，利用手裡的職權貪污受賄，他們表面上故作鎮靜，泰然自若，實際上內心恐慌，提心吊膽，背著沉重的精神負擔，一有風吹草動，就神不守舍，魂不附體，坐不穩，立不直，吃不好，睡不香，長期處於這樣的狀態之中，能心安嗎？能健康長壽嗎？所以養生要注重心安理得，內心坦蕩，心靜如水，這才是好的養生之道。

再來說個常見的現象，很多人做事做不到心安理得，但為了掩人耳目也為矇騙自己的良心，便盡力做出一種心安理得的樣子。別人或許你騙得了，但自己的良心卻是絕對騙不過去的。良心是自我的判官，你為了求心安，即使去拜佛、許願、修法，那也都是自欺欺人。理不得心不安的事情如果做得太多，修行又有什麼用？所以若要想真正心安，就必須先做到理得。且莫做惡事，要與人為善，多做好事，長存善良心，長存安靜心，內心淡泊寧靜，此乃養生之根、養德之要訣，這樣才能活得心安理得，才有益於健康長壽。

另外，要求心安，還要注意常修處世之德，常懷律己之心，常思貪欲之害，常棄非分之想，等等，如此，就能多認識一些自我的心靈，少一些名利追逐；多一些境界的提升，少一些物欲的沉淪，這樣才能獲得心安。

養心小叮嚀：

當你還處在心安神定時，你最需要的，也是你此時此刻最值得去做的，就是靜心養生，讓歡樂長駐，讓健康長在。

傷春悲秋，非藥能癒

傷春悲秋，說的是因季節、景物的變化而引起悲傷的情緒，多形容多愁善感。這是古代文人一種帶有頹廢色彩的情結！看到春天的花兒落了，就知道春天要過去了，便想到青春易逝而感到傷心；秋天到了，看到萬木凋零，又引發對人生的悲歎。如果一個人天天有這樣的愁腸愁緒該怎麼活呀？

現代人中，傷春悲秋的情況還是很嚴重的。因為在這樣一個競爭激烈的年代，沒多少人有閒暇去欣賞春花秋月，去欣賞繁華錦簇，也許沒有太多的精力去照顧人情冷暖。人們為了生計奔波，為了麵包和牛奶賣命。之所以傷春悲秋，只因季節更替，歲月催人，回想自己尚無建功立業，不得不讓人心潮澎湃，思緒萬千。這種心境、這種心態也許在每個人身上都出現過。只是有的人嚴重些，有的人不嚴重，有的人在意了，有的人沒在意而已。

傷春悲秋，非藥能癒，重要的是心理調理。因為中醫認為，情志病是不可以用藥治癒的，但卻可以用情志生剋法來解決。

《黃帝內經》中講：「怒傷肝，喜傷心，思傷脾，憂傷肺，恐傷腎。」另外又講：「喜勝悲，悲勝怒，恐勝喜，怒勝思，思勝恐。」而根據《黃帝內經》中的四季養生理念，我們又知道春養肝，夏養心，秋養肺，冬養腎。所以傷春了，就用點兒小小的悲哀之事來平衡一下；悲秋了，則用高興的事來戰勝它。

不過我看曲黎敏的書時說用秋天結婚來治悲秋，這讓我想起一個有趣的現象：像我國貴州、雲南一些地方的少數民族，都有春天相親秋天結婚的習俗，或許，這些少數民族的祖先在創建這一規矩時，就已經考慮到了傷春悲秋之事？當然這是我自己琢磨的。但是春天去相親很在理，春天女子容易憂鬱和情志不舒，此時相親，訂婚，能給女孩子帶來喜悅。而相好了親等到秋天就訂婚結婚，這又能治男子悲秋的情懷。因為在《黃帝內經》中有「女子傷春，男子悲秋」一說，並從陰陽兩氣講述了男子和女子的傷春悲秋緣由。

當然，對於現代人來說，用結婚這一件事，治女子傷春，又治男子悲秋，是不現實的。因為現代人太自負，太自信，敢於反季節去行事。所以我們講治療傷春悲秋之事，就不能完全用婚姻這種事來治療，而是要根據四時養生的原則來進行防治，比如春天養肝治傷春，秋天養肺治悲秋。這些可以參考前面第七章的相關內容，這裡不再進行過多的講述。

養心小叮嚀：

最後要強調的是，無論是治傷春，還是治悲秋，都要用快樂的心境去治療。例如，聽音樂、相聲或是笑話，用娛樂來調節，把鬱悶悲憤全疏散開，這樣就能很有效地防治傷春悲秋了。

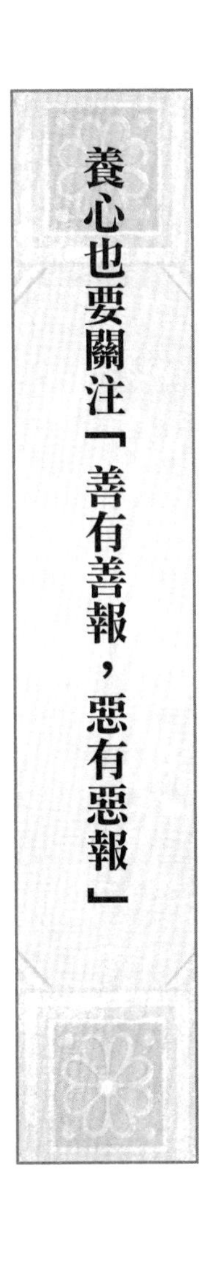

養心也要關注「善有善報，惡有惡報」

大家都照過鏡子，你對著鏡子微笑，回報給你的也是一張笑臉，你對著它生氣，回報給你的一定是一張生氣的臉。由此，我們來講一個人世間的善惡報應問題。

好人有好報，壞人有惡報，或者說善有善報，惡有惡報。無論怎麼說這句話，都是告訴我們人要做好事，人要做善事，只有這樣人才能獲得好的回報。當然也有人可能要跟我說了：「善未必就有善報，惡未必就有惡報！」也許生活中真有這樣的事，但是我想說的是：「你只看到了狹隘的因果報應，如果從心理養生方面來講，善帶給人的是安寧平和，惡帶給人的是恐懼、緊張、心力交瘁。」哪失哪得，有沒有報應，我想大家看到我的分析也該明白了。

不過，中國人原來講善、惡的內容可是很多的，比如善有誠實、善良、寬厚、和平、無私、廉潔等優良品德；惡有虛偽、惡毒、刻薄、仇視、自私、貪欲等惡劣品德。

我國是禮儀之邦，儒家講寬厚愛人，孔子就提出了「仁者壽」的觀點，並對後人強調「大德必得其壽」。所以歷代養生專家也都將修性養德作為養生之要務，而對那些道德惡劣的人鞭撻和否定。這個觀點跟我前面跟大家分析的觀點差不多，同樣，也符合《黃帝內經》中的養生觀念。因為人一旦有了「惡」心，就會出現悲憂驚恐等不良心理，這就應了《黃帝內經》中的那句話：「悲憂驚恐傷命根！」所以，不管你有沒有看到「善有善報，惡有惡報」的應有結果，就養心這一塊來講，這個是有科學依據的，所以大家一定要牢記這句警語。

我們從現代研究中也可以找到「善有善報，惡有惡報」這一因果報應作用於人體在養生方面的問題。

巴西的一個科研小組，通過長達十幾年的研究，對五百八十三名被指控犯有各種類型錯誤的人和五百八十三名聲譽良好的人進行了追蹤研究，結果顯示前者有百分之六十的人生病，其中癌症、心肌梗塞、心絞痛、心肌炎等惡性病症高達百分之七十；而後者只有百分之十六的人生病，無死亡記錄。所以，從這個研究結果中我們也可以得到上面用中醫分析的結論，即有作惡的人，長期精神緊張，心理失衡會導致各種疾病，而善人，則襟懷坦白，生活坦然，能保持最佳心理狀態，增強免疫系統功能，抵禦各種疾病的侵入，而不會得什麼重大疾病，可以保證良好的生命品質，可以健康長壽。

養心小叮嚀：

中國人的因果關係最早起源於《易經》。「積善之家，必有餘慶，積不善之家，必有餘殃。」無論你信不信「善有善報，惡有惡報」這對因果關係，但是作為醫者，我還是奉勸各位，要做心地善良的人，要多做好事，真誠待人，加強道德品質修養，還要冷靜對待自己被誤解，並能自我解脫。如此，你定能成為一個健康長壽的人。

在不幸中求生存，多點剛強

時逢寫這本書之際，內地女歌手陳琳跳樓自殺了。一時間電視、網路、報紙、雜誌紛紛在挖掘陳琳自殺的內因。有的是為了還這位剛烈女子一個清白，而有的則是在不懷好意挖掘幕後「汙點」。

作為陳琳的家人，他們所承受的巨大悲痛無疑是我們任何一個局外人都無法想像的。或許在這個時候，我們有很多不懷好意的人都要看看陳琳的家人是怎樣的痛苦難過，所以媒體的猜測無不都有些不懷好意了。陳琳的母親，一個悲痛欲絕的母親，為了不委屈自己的女兒，忍著巨大的悲痛，站出來告訴那些不懷好意的人們：「媒體朋友也苦心挖掘所謂真相，這一切不僅在家人的傷口撒鹽，同樣也傷害到眾多她關愛也關愛她的朋友們，在此我要說聲對不起！這一定不是陳琳想看到的局面，她一定不希望如此麻煩大家，也不想引來諸多猜測，她為自己的一生畫上了句點，也希望世界能還給她一個平靜和永恆。」或許看到這樣的句子，我們應該瞭解陳媽媽是一個多麼堅強和明理的女性，雖然自己心痛得幾乎碎裂，可是她依然堅強地捍衛女兒的聲譽。這種剛強的母親值得我們每個人敬佩。尤其是陳媽媽在對世人的公開信中最後一段寫到：「我也想對陳琳說，我和你哥哥、嫂子都很愛你，我們心疼你，想念你……我們都不怪你，你放心地走吧。」能說出這樣的話，又需要何等的堅強。

或許看到陳媽媽的這封公開信，我們至少會放鬆一些吧，因為陳媽媽很堅強，雖然現在遭受白髮人送黑髮人的噩運，但是相信她以後能活得更睿智，更快樂，不至於被喪女之痛所擊垮。不知道會不會如此，但是作為醫者，我希望如此，也祝福陳媽媽。

現在把話題拉回來。我們再來看一個案例：我有一位朋友，她大哥在一次下班途中遭遇車禍身亡。她母親為此悲痛欲絕。之後，老人家一直處於極度悲痛中，儘管子女、兄妹及親朋好友不斷地寬慰、開導她，可她始終走不出失去兒子的陰影，時而因悲而哭，時而因痛而臥，半年後，這位老人家因悲而病，因病而死，時年六十七歲。

對於後面這位喪失兒子的母親來說，她的離去我很悲痛。其實，人的一生禍福難測，有福時，平和待之，好好享受；有禍時，也不能悲得不能自拔。無論是天災還是人禍，悲痛雖難免，但要學會克制，冷靜頭腦，平和心態。這也就應了我們這篇的主題——在不幸中求生存，多點剛強，好好地活下去。不要總是沉浸在悲憂驚恐中，否則還是會應了《黃帝內經》中的那句話：「悲憂驚恐傷命根！」這是不可取的。

那麼，人生事很難預測，可謂世事無常，一旦不幸發生了，我們該如何應對呢？我給大家以下建議。

面對不幸，怎樣調整心態？

第一，不幸發生時，要做情緒釋放。

人的內心承受苦痛是有一定限度的，苦痛積聚太多，精神和軀體因承受不了壓力而出現各種病症，因而當不幸發生時，要做的是就是情緒釋放。向親朋好友傾訴，訴說自己現在的苦悶；或者哭訴；或用寫日記的方式，把內心的痛苦感受寫下來……等等。總之，及時清除心裡垃圾，對保持身心平衡極為重要。

第二，不幸發生時，我們依然要有顆感恩的心。

常懷感恩之心，即使你遭遇了不幸，也要常懷感恩之心，感謝在你痛苦時幫助過你的人，感謝你現在身邊愛護你的人，用你的愛去溫暖別人，也來溫暖自己，這有助於幫你走出不幸。

第三，儘快恢復昔日的人際關係和社會功能。

人的心理活動有一個重要特徵：我們有時很難控制自己的情緒，卻可以控制自己的行為。無論內心怎樣痛苦，都要保證每天堅持去上班，或者外出活動；也可參加自己喜歡的一項或幾項運動，並堅持下來，讓每日的生活有規律；與親朋鄰里友好相處，在自己能力範圍之內，儘量幫助他人，從而得到社會情感支持；要有自己的朋友圈，在訴說生活瑣事中，淡化自己內心痛苦的體驗。

養心小叮嚀：

人生在世，福禍無常。我們無法避免命運帶給我們的傷痛，但可以選擇我們對待痛苦的態度。堅強樂觀地活下去，多點剛強，面對悲傷事，學會化解悲痛，承受悲傷，以保身心健康，平安長壽。

第九章

先治其心後治其身之祕

——拒絕現代文明病的自我心理建設

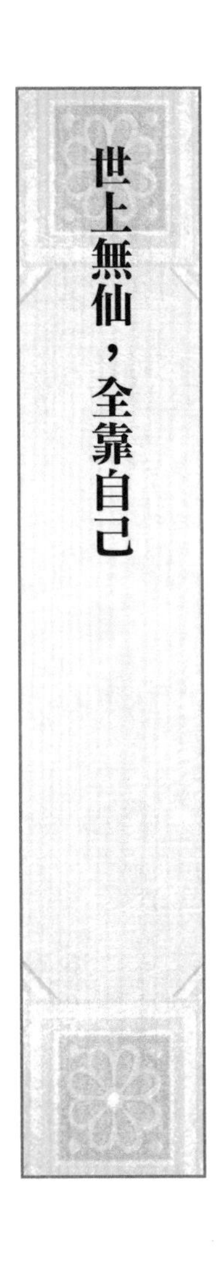

世上無仙，全靠自己

大家可能都聽過《國際歌》，其中有一句：「從來就沒有什麼救世主，也不靠神仙皇帝，要創造人類的幸福，全靠我們自己。」其實這句話，如果用到養生養心來說，也再合適不過了。

《黃帝內經》說：「古時真人度百歲而去。」那不是神仙所為，而是自己靠自己。時至今日，不少人已明白「治病靠醫生，健康靠自己」，不良的生活習慣，不良的心理狀態，都是你自己促成了自己身心的疾病。在你生病治病時，醫生幫你治病，可是養病養心則又是你自己的事。「世上無仙，健康長壽全靠自己。」

大家都聽說過自癒力的說法，人體天然就有抵抗外邪的功能，也一樣具有很強的自治自癒能力，問題在於我們用什麼方法把人體的這種抵抗功能調動出來。方法有很多，比如中醫的經絡、氣血、心理等，都能激發人體的自癒力，而精神在這些方法中有更顯著的作用。利用心理養生，就是一套防治疾病和自我修復的方法。

大家都知道養生，可是怎麼樣養生，很多人就不知道了。他們把養生寄託在他人身上，或者某些藥品、某種保健品等上，以為這些就是自己的「救命稻草」，就是保護自己的「救世主」、「神仙」。可是，實踐證明這些方法都是無用的，要想心身健康，靠得還是你自己。

我們必須學會一些人體必需的、簡單的、實用的、能堅持成為良好習慣的養生、養心方法。選擇自己做自己最好的醫生，用精神來捍衛身體，激發人體自癒力，如此，我們才能獲得更大更多的健康。

養心要靠自己

第一，平常注意養心。

平常注意養心，可以提高身體素質，保證五臟六腑安健，身體陰陽平衡，氣血通暢，使身體素質達到一個很好的狀態。這樣就大大減少了發生疾病的機率。

第二，生病時不要病急亂投醫。

生病是誰都不情願的，尤其是不幸得了危及生命的疑難重症，諸如惡性腫瘤之類，這時人就會驚慌失措，不知如何是好，悲觀絕望，病急亂投醫等，非但不去正規醫院接受治療，反而輕信所謂偏方、祖傳祕方和標榜療效神奇的功法，甚至求神弄鬼等。面對這樣的心理，我建議諸位不要病急亂投醫，先冷靜下來，去醫院積極配合醫生的治療方案，堅持治療。此時一定要端正自己的求醫態度，治療疾病只能依靠自己，依靠科學。

第三，生病時要好心情，用信心來戰勝病魔。

健康與疾病的決定權在你自己手上。生病了，你的心態決定了你的健康。我們在臨床治療高血壓、糖尿病、關節炎、心腦血管疾病等病症時，治療的目的是幫助患者扔掉「依賴」，這就要患者有很強大的精神信念，以此來幫助自己扔掉「依賴」。

生病了，不要總擺出一臉的苦相，要養成「高興的習慣」，不要自己跟自己過不去。

第四，生病時，不要恐慌，要養心。

不管什麼病，得了，就要積極面對，不要恐慌，不要讓壞心情先打敗了自己，想盡一切辦法減輕心理壓力，從而從精神方面戰勝疾病，恢復健康，提高生命品質。

養心小叮嚀：

還是那句話，世上無神仙，更沒有讓你長生不老的偏方，有的就是你要靠自己養好身心，以防治疾病，提高生命品質，盡享天年。

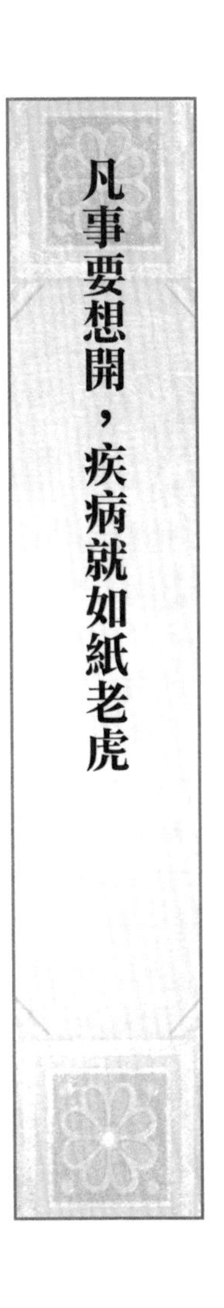

凡事要想開，疾病就如紙老虎

人在身處逆境時，適應環境的能力是驚人的，人可以忍受不幸，也可以戰勝不幸，因為人有著驚人的潛力，只要立志發揮它，就一定能渡過難關。同樣，當我們在生病時，如果我們能想得開，能積極樹立戰勝疾病的信心，用信念戰勝疾病，那麼疾病就如紙老虎一樣不堪一擊。

話劇演員波爾赫德給了我們一個很好的例子。她是一位非常達觀的女性，她的戲劇曾風靡世界五十多年。可是晚年時，她卻遭遇了很多挫折。比如七十一歲時破產，而且在她乘船橫渡大西洋時，又摔傷了腿部，傷勢嚴重到要截肢，連醫生都不想打擊她。可是當她得知這個消息後，卻很平靜地告訴醫生：「如果這是唯一的選擇，那就這麼做吧！」在進手術室之前，波爾赫德還坐在輪椅上高聲朗誦戲裡的一段臺詞，當有人問她是否是在安慰自己時，她說她在安慰醫生和護士，他們太辛苦了。後來，波爾赫德繼續在世界各地演出，又在舞臺上表演了七年。

波爾赫德給我們的榜樣作用，是讓人驚訝的。凡事想開點，也許不幸最後也可能變成幸運。

在面對疾病時，想開了，就可以忍受任何打擊，而且心變得更加豁達了，也會讓身心保持在一個很平和的狀態中。精神內守，氣血通暢，陰陽平衡，人也就不容易生病了。這也應了《素問．五常政大論》中所說的：人在生病之時，只要「養之和之，靜以待時，謹守其氣，無使傾移，其形乃彰，生氣以長」，就會使氣血充足保護身體健康。

不過，生活中，還是有相當一部分人在面對疾病時，就如天塌下來了，整天惶恐不安，結果導致疾病加重，甚至不是很嚴重的疾病，也被人「想」成嚴重的疾病了。這一點在很多女性身上較為常見。比如我曾經接待過的一名患者就是如此。

我的這位患者姓楊，剛過完二十五歲，在例行的身體檢查中，醫生提醒她：「你的乳腺有些增生啊。」聽了這話，小楊就緊張了，生怕和乳腺癌掛上鉤。她來找我用藥給她調理，並且向我諮詢了此疾病的發病原因等一些問題。

對於小楊的這個疾病，精神因素的影響是很大的。因為就臨床來講，造成乳腺增生的原因非常複雜，專家們的看法到目前為止也不完全一致，但有兩個因素是大家都比較認同的。一個是內分泌紊亂，如果女性體內卵巢分泌的激素量不太正常，就容易出現這種毛病。內分泌紊亂的表現還有月經量過多或過少、經期不是很準確等。

另外一個重要的因素就是精神因素。以前人們的生活需求不大，大家利益上的衝突不多，現在人們的機遇不同，財富權貴等等都不相同，人很難保持心態的平和。一些人因而出現由精神因素引發的內分泌失調、植物神經紊亂、睡不好覺、脾氣暴躁等症，這也引起了一系列的新的疾病。甭說治病了，這種狀態也可能導致疾病更嚴重。所以如果能想開點，病來了，「擋」唄，積極地配合治療，就像在完成一件簡單的工作一樣，認真對待，那麼疾病很快就會好，即使不好，也不會惡化。

雖然上面介紹了一大堆，凡事要想開點，才能戰勝疾病，可是真的生病後，到底該怎麼做才會真正達到預期的效果呢？下面我們一起來學習。

凡事怎樣想開點？

第一，請不要預支煩惱。

許多煩心和憂愁都是自己給自己綁的繩索，是對自己心力的無端耗費，無異於自己設置虛擬的精神陷阱。所以無論你遭遇什麼不幸，遭遇再大的疾病，只要好好把握現在，什麼事情都可能出現轉機。所以在人生的儲蓄卡上，請不要預支煩惱！兵來將擋，水來土淹即可。

第二，當遭遇疾病或其他不幸時，請換種心態去面對。

當我們擁有健康和生命的時候，常常熟視無睹，總是抱怨這也不順那也不如意。可是當身體真正出現危機時，我們又惶恐了。其實，生活就是這樣子。遭遇不幸時，換一種心態去面對，將會是另外一種風景、另外一種境界！該過去的都會過去，該克服的終會克服。所以說，凡事要想開點，做一個有彈力的人！

第三，當遭遇疾病或其他不幸時，請珍惜當下，知足常樂。

「如果你在鬼門關兜一圈回來，你就會凡事都看開了。」這句話看似簡單，但我們仔細想想，確實是這麼一回事。當你知道自己的生命到了盡頭時，你還會看不開嗎？只要我們身體是健康的，只要我們有好的心情，豁然開朗地對待我們的工作、事業、婚姻、家庭，凡事都能看得開、看得淡，那我們的生活將是多姿多彩的，永遠都是年輕的、永久的，哪怕我們剩下最後一天，我們也要開心快樂地過好每一天，珍惜每一天。所以，凡事都要看的開，這樣我們才能活得不累，生命品質才能有所提高。

養心小叮嚀：

只要凡事想得開，疾病就如紙老虎，外表看似強大，卻不堪一擊。一定要用積極的心態來擊敗紙老虎，只是想開這麼簡單，做好心理養生，這才能更好地戰勝疾病。

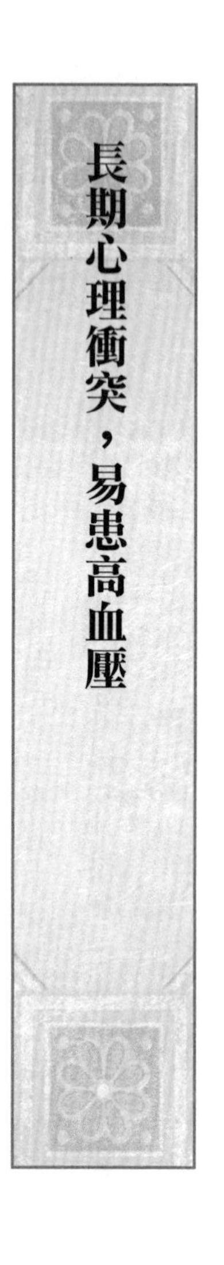

長期心理衝突，易患高血壓

高血壓是多種心、腦血管疾病的重要病因和危險因素，影響重要臟器例如心、腦、腎的結構與功能，最終導致這些器官功能衰竭，迄今仍是心、腦血管疾病死亡的重要原因之一。近年來，我國成年人高血壓發病率不斷上升，而隨著社會經濟的發展和人們生活方式的改變，高血壓正在逐步呈現年輕化趨勢，城市白領也成為高發人群。

在傳統觀念中，很多人只認為肥胖、酗酒等因素是造成高血壓發病的主要原因，但專家指出，其實，長期不良的心理因素也是導致高血壓病發生的重要原因之一。

現代人累呀！升學、工作、生活，哪一項不是讓人壓力大增？長期如此，會導致腎上腺素過多分泌，引起血管收縮，最終誘發高血壓。

我有一年輕的患者，剛二十七八歲，那天我跟一幫朋友出去吃飯，到酒店後，只見預定好的席位上的朋友旁邊還坐著一位面容憔悴的女子。一見我，她倆就馬上站了起來，朋友跟我介紹這是她的同事，姓王，今天過來吃飯，也順便希望我給她治治。

我問小王有什麼不舒服的，她說頭痛、頭重、眩暈，我一把脈，脈沉弦，「哦！高血壓！」看我的反應，小王很不相信，說自己沒有高血壓家族遺傳史，並且自己還這麼年輕，怎麼可能是高血壓呢？我說：「太專業的知識我沒辦法跟你講，因為從你的脈象上來看，你的確是高血壓的症狀。並且高血壓跟有沒有家族遺傳史沒有關係，而是跟你的生活方式、壓力大小有關係！想必你最近一直心情很焦慮吧！」小王一聽我這麼說，頻頻點頭，隨後跟我訴說起她的不幸來，並且還不停地掉眼淚。原因就是小王的愛人這兩年一直自己創業，可是機會不好，總是沒有任何起色，偌大的一個家，房子、孩子、老人都是小王一個人來養。雖然小王很努力地工作，很艱難地維持這個家，可是卻總感覺沒依靠，沒指望，為了多點收入，小王不僅在單位上班，還天天在家加班，就這樣「終於熬成了高血壓」！

對於小王的生活狀態我很同情，給予了殷切的希望和鼓勵。同時建議她服用腦立清等藥物，以緩解症狀，並建議她多養養心，以防止病情發展。小王認真照辦了！

有點專業知識的人都知道高血壓的脈象，這個我就不在此多講了。我想說的是，讀者朋友一定要注意養心、養神，以防治高血壓的發生，因為這個是重點。《黃帝內經》云：「恬淡虛無，真氣從之；精神內守，病安從來？」如能牢記這十六字箴言，做到清心寡欲，淡泊自然，情緒愉悅，體內氣機升降運行和順暢達，陰陽和諧平衡，血壓也就自然而然地降至正常。現代醫學研究表明，良好的情緒有利於神經內分泌系統發揮正常的調節功能，保持血壓的穩定。

所以避免心理矛盾衝突，是防治高血壓的重要方法。

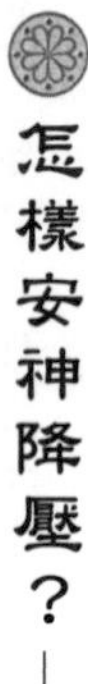

怎樣安神降壓？

第一，把情緒發洩出來。

壓力大時，把現實生活中的痛苦或壓抑體驗毫不掩飾、痛快淋漓地發洩出來，比如寫到博客上，寫到日記本裡，或是向人傾訴。總之，心中不要藏留壞情緒，就可以保證天天有一個平和的心態，而不至於使身體內的氣血失衡而引起下視丘－腦垂體－

腎上腺軸活動加強，導致高血壓。所以這一方法一定要牢記。

第二，適時長吁短歎一番。

長吁短歎是人們在遇到悲傷、憂慮、哀思、痛苦或者不順心的事時，人體產生的一種生理現象。長期以來，人們認為長吁短歎是消極和悲觀的表現。但是當人們在悲哀惆悵的時候，長吁短歎兩次，有安神解鬱的坦然感；在工作、學習緊張疲勞的時候，長吁短歎一番，會有胸寬神定的豁達感。所以累時，心煩時，心情不好時，就長吁短歎一番吧！不過，防治高血壓，長吁短歎有講究：精神高度緊張時選一處清靜之地後，先通過鼻腔吸氣以擴張肺部，然後將肺內氣體慢慢呼出，如此反復多次的長吁短歎法，對調整患者精神緊張、心率、呼吸大有效果。

第三，起居有常，不妄作勞。

起居有常，作息有時，可使生命節律有序運轉，這對血壓的穩定十分有利。防治高血壓，每天要保證八～九小時睡眠，午睡三十～六十分鐘。

第四，要「淡」飲食。

《黃帝內經．五臟生成篇第十》曰：「是故多食鹹，則脈凝泣而變色。」這句話實際上是從五行理論中，酸、甜、苦、辣、鹹五味飲食平衡裡面探析出人體的一個病徵。意思是說：「多吃鹹味的東西，會使血變稠和流動緩慢，而顏面色澤發生變化。」這種說法正是現代醫學上的高血壓病症。所以，高血壓病人的飲食原則是一個字：「淡」。另外，在清淡飲食的原則下，應做到粗細搭配，葷素相宜，品種多樣，保持膳食平衡。在一日三餐中，做到早餐吃好，午餐不過飽，晚餐要少。

第五，要適度運動。

三國時名醫華佗說得好：「人體欲得勞動，但不當使極耳。」「極」，就是過度。所以，高血壓患者無論選擇何種鍛煉項目，如散步、慢跑、太極拳、交際舞、保健操、游泳等，都要根據自己的體質狀況、血壓高低，掌握好運動量，以感到渾身舒適為度，切莫盲目加大運動量。

養心小叮嚀：

高血壓病人還應做到不酗酒不吸菸，以免導致血壓波動，發生意外。

總之，做到了以上這些養生事宜，那麼對於防治高血壓也就很有效了。

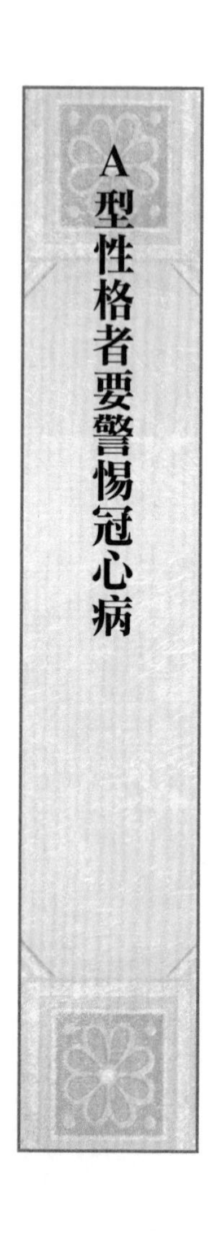

A型性格者要警惕冠心病

臨床在精神科，專家把人的性格分為A型、B型以及介於這兩類之間的M型。不同性格的人群性格表現不同，所患的疾病也不同。下面我們就一起來看看A型性格的特徵表現。

A型性格的外在表現：

1. 運動、走路和吃飯的節奏很快。
2. 對很多事情的進展速度感到不耐煩。
3. 總是試圖做兩件以上的事情。
4. 無法處理休閒時光。

5. 著迷於數字，他們的成功是以每件事情中自己獲益多少來衡量的。

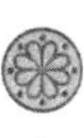

A型性格者的心理本質剖析

A型性格的人具有較強的競爭性。雖然平衡有度的競爭感並沒有壞處，但是具有A型性格的人卻失去了競爭的平衡點。他們高度競爭感的動機來自勝利的喜悅和對失敗的厭惡。在工作上、遊戲中、家庭裡，甚至對他們自己都抱有競爭的態度。

他們不僅把自己的行程排得滿滿的，而且也想讓別人照著做，在他們身邊的人很難有喘氣的機會。他具有多重的行為和思想，這表示他希望能在同一段時間內做許多不同的事情。可以看到他一邊喝茶，一邊看雜誌，還與別人通電話，並同時對進入辦公室的人打招呼。他們對於自己的思考能力、精力泉源，甚至消化功能都有極端的要求。他覺得唯一使自己能領先別人一步的方式就是高度的功能運作。

另外，A型性格的人缺乏耐性。任何拖延或中斷都將使之發怒，但是他們卻容許自己打斷別人，告訴別人一個更好、更快的做事方法。他會搶別人未說完的話說；一次又一次不停地按電梯按鈕，只為了要讓它走快一點；不斷地看手錶、看時鐘以注意時間。

雖然，A型性格的人在職場中多是精英，但是在健康中，A型性格的人絕對是個弱勢群體。

近年來，專家在門診患者中發現，焦慮症中百分之六十到百分之七十的患者屬於A型性格，而且A型性格的人易得高血壓、心臟病等。因為A型性格的人動不動就大動肝火，心理壓力大，事情不如意就容易怒、驚、恐等，這是很傷身心的。《黃帝內經》中說：「餘知百病生於氣也，怒則氣上，喜則氣緩，悲則氣消，恐則氣下，寒則氣收，炅則氣泄，驚則氣亂，勞則氣耗，思則氣結。」身處錯綜複雜的社會中，再加上A型性格的人脾氣火爆，雖然正常的七情是不會使人出現疾病的，但是突然的、強烈的或持久的不正常的情志，一旦超過了人體能承受的正常範圍，就會使人體氣機紊亂、臟腑陰陽氣血失調而導致疾病的發生。A型性格的人應該學學《黃帝內經》中「恬淡虛無，真氣從之，精神內守，病安從來」的養生思想，做好修身養心工作，對防治疾病，保證健康有益。

上面說了這麼多有關A型性格的人的精神狀態及精神疾病，下面我們來說這一篇文章的主題。

A型性格的人易患心腦血管疾病，因為A型性格的人性格急躁、爭強好勝、懷有戒心或敵意等特點，這些都是導致冠心病發生的危險因素。從理論上講，A型性格的人在遇到壓力情況時，血中的兒茶酚胺明顯高於B型性格的人，而在平靜時，兩種性格的人血中的兒茶酚胺數值差別不大。這就提示，A型性格的人之所以好發冠心病，與交感神經活性的反覆增高有關。交感神經的興奮可引起心肌收縮有力、心跳加快、心輸出量增多、血管收縮、血壓升高，從而使心肌耗氧量增加，易發冠心病。

所以A型性格的人避免因為自己的性格特徵而誘發身心疾病，尤其是要防治冠心病。

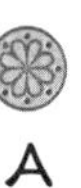

A型性格者的修身養心建議

第一，制定恰當的目標。

A型性格的人不要貪多做事，首先要制定一個符合自己實際能力的目標，在時間安排上要預留迴旋的餘地，嚴格劃清工作與休息的界限。

第二，增加有情趣的生活內容。

A型性格的人要多和家人、朋友溝通交流，以解除精神壓力。另外，要多培養業餘愛好，增加生活情趣，經常參加體育活動，提高機體承受能力。

第三，學會宣洩。

A型性格的人一定要注意排解焦慮。找朋友聊聊天、做做運動或者去郊遊等，讓自己的情緒得到排解。平時也要避免長期生活在緊張的節奏之中，要張弛有度。

第四，學會沉著冷靜。

A型性格的人遇事不要急於發怒，要冷靜地應付各種變化，要有「山高自有行人路，船到橋頭自然直」的瀟脫氣概，以減緩精神緊張和心理波動。另外，也可以用彈性思維，化逆境為順境，變挫折為動力，為自己創造一個積極、有序、寬鬆和諧的生存環境。

養心小叮嚀：

雖然，有人說，「江山易改，秉性難移」，但不等於不能矯治。A型性格的人應進行「最佳化」，對性格中的某些特點可以保留，如做事幹練、工作投入、要求嚴格、說話直率等。但對「敵意」思想和行為，則應透過學習、心理疏導加以矯正，同時還要逐漸做到隨遇而安、順其自然、減少憂鬱、尋求快樂。如此，A型性格的人則可以揚長避短，做到身心健康，事業有成。

暗示性高的人屬於氣喘病高危險群

現代醫學科學認為，任何軀體疾病都伴有一定的心理根源，過去那種認為心理和軀體之間存在著截然界限的觀點是錯誤的。人是一個有機體，精神和軀體在同一個生命系統共同起作用。《黃帝內經》中說：「百病皆生於氣也。」看似不經意的小情緒，卻導致我們身體內最基本的物質——氣——隨著心情的波動而上下起伏，疲於奔命，打亂了身體的正常運行，如此一來，就會導致各種疾病的發生。氣喘病的心理性防治，也可以在上面所述的基礎上進行辯論。下面我們就引導大家一起來說說心理因素對防治氣喘病的作用，尤其是針對那些暗示性高的人，要重點防治氣喘病，因為他們是氣喘病的高危人群。

心理醫學認為，氣喘是由生物、心理、社會諸多因素綜合作用所致。

臨床實踐指出，許多心理緊張刺激和矛盾衝突，如焦慮、恐懼、憤怒、沮喪、失望、情緒緊張、激動、失助等因素，皆可誘發氣喘或使病情惡化。氣喘一旦發作，由於病人對症狀的恐懼、焦慮沮喪等情緒變化，使病情更加嚴重，如此形成惡性循環，以致造成氣喘持續狀態。心理因素促發的氣喘，其致病機轉是情緒影響大腦皮質而作用於下視丘，導致迷走神經過度興奮，使氣管反應性亢進引起氣喘，其發病因素常是單一的，而且常見。可見，大多數氣喘發作和病情惡化均不同程度地與心理因素有關。氣喘病人的心理特徵是強烈的欲望得不到滿足，使情感受到壓抑又不能以語言或哭泣向外宣泄，便以神經內分泌系統的第一中介機制向內傳導到達呼吸系統，轉化為支氣管痙攣致使氣喘發作。

所以日常生活中，我們所見的氣喘病患者，多是屬於過分依賴、幼稚、敏感，以自我為中心，希望得到別人照顧的人。而且多數患者情緒不穩定，易焦慮，暗示性高，有強烈的不安全感等，所以說精神因素和意識作用與氣喘密切相關。

那麼如何防治精神因素導致氣喘的發生，如何利用精神因素來戰勝氣喘病呢？我給出以下建議：

在氣喘病的治療過程中，要把心理因素考慮進去。

如果家裡有氣喘病患者，不僅要進行常規的醫學治療，還要注意到心理因素所起的重要作用，開導患者認識到自身情緒對於治病的作用，免去自我暗示發病，或配合大夫，讓氣喘病患者接受催眠暗示或鬆弛訓練療法，以幫助治療氣喘病。

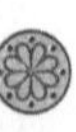氣喘病人怎樣調心神

第一，營造平靜祥和的家庭氣氛。

營造平靜祥和的家庭氣氛，是對患者康復的一種基本保證。患者家屬在這方面應做好家庭情感工作，建立和諧家庭環境，並且要對患者進行鼓勵和開導，協助患者克服恐懼、憂鬱、自卑、依賴等心理。要多培養一些興趣愛好，比如聽音樂等方式來陶冶情操，進行放鬆訓練等心理調控方法，來使患者保持一個良好的心境。

第二，患者要把誘發疾病的心理因素宣洩出來。

患者不正確的信念，錯誤的認知過程，會引發氣喘病，或導致氣喘病更嚴重。此

時，患者自己可以把心裡的誘因寫出來，並且努力用心暗示克服掉這個危險的誘因。也可以在臨床治療中，透過有效的語言暗示和藥物暗示，挖出患者心中的這個危險的誘因，對患者錯誤的認知過程予以糾正，或者患者自己克服，這樣使患者精神愉快、性格開朗、態度積極、樂觀豁達、滿懷信心地接受治療，可取得事半功倍之效。

第三，積極有效的心理暗示和藥物暗示緩解患者的痛苦。

當氣喘發作時，患者是痛苦的，此時，積極地採用醫療手段進行搶救和護理是非常必要的，但是如果能配合積極的心理暗示和藥物暗示等方法，是可以緩解患者的痛苦的。

另外，現在臨床採用了系統減敏療法，目的就是透過心理諮詢找出誘發氣喘的心理社會因素施於治療，進行系統減敏療法，最終從心理、臨床醫療、藥物等多方結合運用中達到終止氣喘的目的。所以患者在求醫就診中，一定要嚴格接受這種方法的治療。

養心小叮嚀：

對於氣喘病，要以正確的態度對待病情，保持良好的心態，營造和睦美滿的生活，以克服消除心理因素誘發氣喘病的條件，為氣喘病人的早日康復奠定基礎。

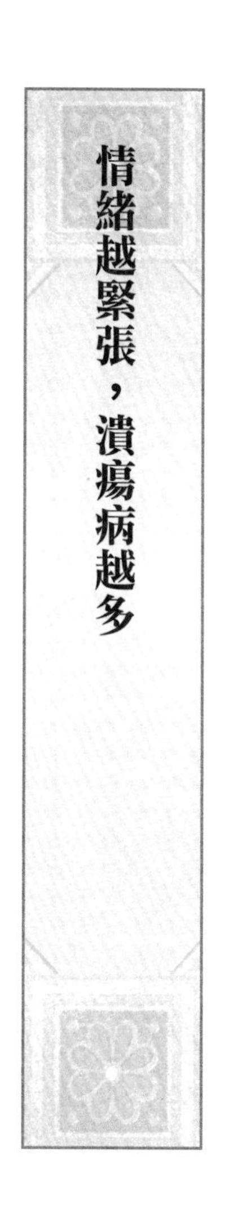

情緒越緊張，潰瘍病越多

前段時間，我去一同行朋友那兒探班。臨近她下班時，急診室來了一位胃潰瘍出血的病人。當時檢查結果出來後，病人的家屬很不相信，跟我們說：「我家老許平時講究飲食，生冷硬燙麻辣從來不吃，怎麼會得潰瘍病呢？」「那就是精神因素導致的！」因為要處理病人的危急情況，我那位接診的大夫朋友隨口說了一句，然後就安排病人家屬準備把患者收治入院了。因為見朋友忙，所以我也就提前告辭了。

說到這個問題，我想跟大家說說情緒與潰瘍病的關係。

《黃帝內經》中講：「氣血衝和，陰陽調順，萬病不生，一有怫鬱，諸病生焉。」意思是說，情緒可以導致各種疾病，情緒是導致疾病的罪魁禍首，所以情緒導致胃潰瘍也就不足為奇。《醫學正傳》中指出：「胃脘當心而痛……由痰涎食積鬱於中，七情九氣觸於內之所致。」臨床實驗發現，人在生氣、憤怒、痛苦等情緒狀態下，胃液分泌增多，胃酸增高，胃蠕動增強。而供應胃及十二指腸的血管痙攣，如果胃酸持續增高則容易引起胃黏膜及十二指腸糜爛，導致潰瘍。

在第二次世界大戰期間，醫生們發現，當倫敦受到空襲時，胃腸道潰瘍病穿孔的發病率明顯增加。德軍包圍了前蘇聯首都莫斯科，結果發現這個城市的居民高血壓病、胃腸道潰瘍病非常多。這就是戰爭的陰影所造成的。

可見，長期的憂愁、抑鬱、煩悶、焦慮、緊張的心理狀態，可致使機體神經內分泌系統機能紊亂，免疫功能和抗病能力下降，機體內環境平衡遭到破壞，從而引發高血壓、動脈硬化、冠心病、腦血管病、糖尿病、潰瘍病及癌症等。

所以，奉勸人們要注意情志養生，避免長期精神緊張造成消化性潰瘍等多種疾病。

消化性潰瘍病人怎樣調神？

第一，預防為主。

《黃帝內經》中講：「上工守神，下工守形。」《素問．四氣調神大論》說：「是故聖人不治已病治未病，不治已亂治未亂，此之謂也。夫病已成而後藥之，亂已成而後治之，譬猶渴而穿井，鬥而鑄錐，不亦晚乎！」從這兩句我們可以得知，預防疾病比治療疾病重要，而預防疾病，心神又居之要位。所以在潰瘍病不存在時，我們就要學會以神調養，學會寬容，學會坦然，學會誠信，學會快樂；多借助快樂的生活方式，讓自己保持心理平衡，並且要合理膳食、適量運動、戒菸限酒，最大限度地使自己的身心都保持在一種很和諧的狀態，這樣我們就會遠離潰瘍病的危害。

第二，堅持適度、樂觀、和諧的原則。

所謂適度，就是要客觀地認識自己的工作能力，不要接受超過自己工作能力的工作，堅持實事求是。

所謂樂觀，就是要樂觀待己，樂觀待人，樂觀處世，笑對萬事萬物。要能放得下，想得開。

所謂和諧，就是要改變我們生活結構失衡的狀況，從「現代文明病」中走出來。如果已經患有潰瘍疾病，就要及時進行科學治療和調適。

養心小叮嚀：

情緒不好會導致潰瘍病的發生，而防治潰瘍病也要從調節精神做起。所以無論預防潰瘍病過程中，還是從治療潰瘍病過程中，我們都要把避免精神緊張作為防、治的重要手段。

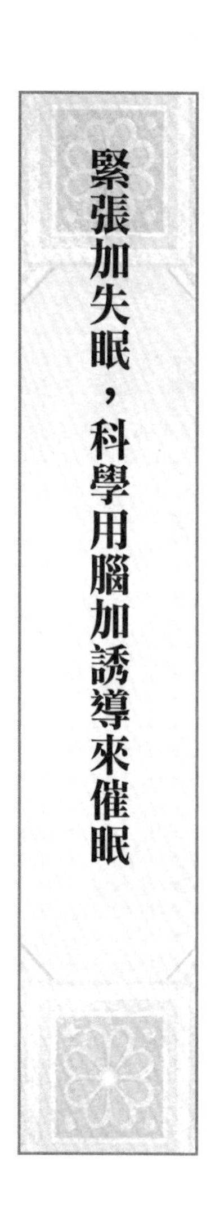

緊張加失眠，科學用腦加誘導來催眠

緊張可以加重失眠，這不是什麼稀奇事，可以說百分之八九十的人失眠都可能是精神緊張引起的。來看幾個案例。

小王，十七歲，明年就要參加高考了。本來他的成績一直很好，可是上了高三以後，他就有點力不從心了。開始是看到同學們很強盛的學習態度，這讓他感覺壓力很大，可是壓力越大就越學不進去，幾次考試，他的成績都很不理想，老師家長天天找他談話。可是越是這樣，他越緊張，最後發展成白天黑夜都在學，可是什麼也沒學進去。尤其更要命的是，他失眠了，連續一個月幾乎夜夜都睡不著，幾乎快崩潰了。不得已，被家長強行送去接受心理治療。

小李，二十六歲，一家資訊公司的新員工。自從小李研究生畢業後應聘這家資訊公司，就莫名焦躁起來。可能是新人的緣故，他總是小心翼翼地行事，而且他見到主管就感到害怕、不安和緊張，不敢在主管面前表達自己的意見，不敢與同事進行爭論。同時又不會討好主管，總是迴避和遠離主管。他認為自己是個非常膽小、懦弱的人，沒有一點男子漢大丈夫的氣概。而在他的幻想和想像中，卻充滿了表現、競爭和戰勝他人的願望。他的焦慮、緊張導致他徹夜無眠。不得已，也只好去找心理醫生治療。

從上面的兩個案例我們可以看到，緊張、焦慮、抑鬱等都會引起失眠。《黃帝內經》中敘述失眠的情況，不外乎三種情況：外因由六淫邪氣；內因由臟腑失調，痰濕，淤血、七情等；不內外因如外傷，勞力等，尤以精神因素居首。《黃帝內經》中講：「氣血沖和，陰陽調順，萬病不生，一有怫鬱，諸病生焉。」精神問題會導致機體的陰陽失衡、氣血失和，所以會導致失眠等疾病。由此，我們得知，防治失眠，精神療法很重要。只要能夠自我調節心理活動，是可以克服失眠症的。

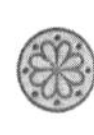

第一，科學用腦。

為了防止腦力勞動過度而導致精神緊張、疲憊引起的失眠症，選用最佳用腦時間和時限是少數方法之一。有專家提倡用腦每兩小時休息一下。因為科學研究指出，人腦的活動在白天也有潛在的週期，與夜間睡眠週期相似，基本上是兩小時一個起伏，因此主張腦力勞動持續兩小時就休息一下。

第二，按生物節律合理睡眠。

為了保證大腦不疲勞，為了合理睡眠以克服失眠症，建議大家一定要睡好子午覺，條件允許的話，晚上十點之前就上床睡覺。早上五六點起床，再用腦，會很清醒，學習、工作效率也很高。另外，也可以掌握自身生理時鐘變化規律：有人早晨特別精神，有人晚上才能集中精力，應選擇精力充沛、精神集中的最佳時刻，全力用腦，做到暫時「與世隔絕」，盡可能使學習工作環境寧靜，以免受噪聲干擾，腦中產生多個興奮灶相互競爭、排擠，影響效率。

第三，尋求並消除失眠的原因。

造成失眠的因素頗多，自己好好反思一下，為什麼失眠？找出原因，積極解決，或稍加注意，合理規避，使原因消除，失眠自癒。

第四，鬆弛身心，安撫睡眠。

如果太緊張了，肯定睡不著。所以上床前洗個澡，或熱水泡腳，或到戶外散步一會兒，放鬆一下精神，然後就寢，這樣對順利入眠有百利而無一害；也可以學學一些誘導入眠的方法，比如聆聽平淡而有節律的音響，如蟋蟀叫、滴水聲以及催眠音樂等，有助睡眠，還可以此建立誘導睡眠的條件反射。

另外，也可以試試閉目入靜法，如上床之後，先合上雙眼，然後把眼睛微微張開一條縫，保持與外界有些接觸，雖然精神活動仍在運作，但交感神經活動的張力已大大下降，誘導人體漸漸進入睡意朦朧狀態，便會很快入睡了。

第五，對失眠不要太焦慮，平常心處之。

出現失眠不必過分擔心，越是緊張，越是強行入睡，結果越適得其反。所以，試著用上面的方法來誘導睡眠，如果不行，看一本厚重乏味的書，也一樣能安撫精神，防治失眠。

如果失眠症狀很嚴重，建議去看醫生，可以在醫生的安排下進行藥物治療、精神誘導治療，或者進行食療。下面我也給大家幾個有助於緩解失眠的食療建議。

蓮子（蓮心）茶：選用蓮子三十個，水煎，加鹽少許，每晚睡前服，可安神補氣。

紅棗甘草茶：選用大紅棗三十克，淮小麥三十克，炙甘草十克，水煎，飲湯吃棗。治心煩不寐、心勞失眠。

養心小叮嚀：

對於失眠，除了從心理、精神等方面進行調節外，還要做好環境的設置，比如床要舒服，臥室內最好懸掛遮光效果好的窗簾，同時把門窗密封工作做好，以免外面的噪音吵到你的休息；也要注意睡前不要服用讓中樞神經興奮的藥物，咖啡、濃茶、巧克力等也都不得選擇。

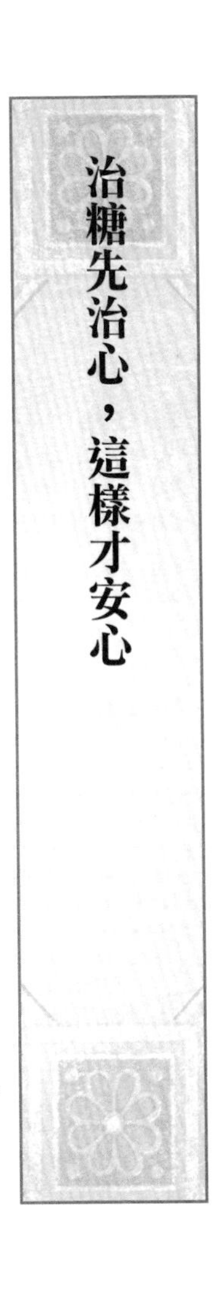

治糖先治心，這樣才安心

很多人一跟我說糖尿病，就說這是一種「富貴病」。在當今社會，我們姑且可以這麼理解，但這種說法只對了一半，或者說一小半，因為中醫對糖尿病的發病原因及病理機制有著極為深刻的認識。

早在《黃帝內經》一書中就有糖尿病的相關內容提示，如《靈樞・五變》中說：「五臟皆柔弱者，善病消癉。」指出了五臟虛弱是發生消渴（糖尿病）的重要因素，認為糖尿病的發生與體質因素、遺傳因素有關。另外，糖尿病還跟人的精神因素有關，如《臨床指南醫案・三消》中所說：「心境愁鬱，內火自燃，乃消症大病。」《醫宗己任篇・消症》謂：「消之為病，一原於心火熾炎，……然其病之始，皆由不節嗜欲，不慎喜怒。」從這些重要的論據中，我們得知，長期過度的精神刺激，導致氣機鬱結，進而化火，消爍肺胃陰津是發生糖尿病的重要因素。所以治療精神問題，安心養心，是防治糖尿病的重要手段。

我認識一位糖尿病患者，二十八歲，不是我的病人，是透過一個朋友認識的。年紀輕輕就得了糖尿病，並且她的身形形態和日常飲食，從哪兒看都不像應該得糖尿病的人。瘦瘦小小的，吃的東西也是大眾化，不嗜好肥甘厚重味。可惜偏偏糖尿病就找上她了，為什麼？究其原因，就是因為她的心理壓力太大了。她二十六歲結婚，可是結婚一年多沒有孩子，婆家天天指桑罵槐，天天給她氣受。雖然老公包容她，可是跟公婆小姑子小叔子住一個屋簷下，難免不磨嘴皮子。再加上患者自己的母親也有很嚴重的肝臟病，每月都需要一大筆的醫療費。儘管這位患者在一家外商公司工作，可是母親的醫療消費絕對是「大手筆」，這讓她的壓力很大。結婚一年半後查出自己得了糖尿病，她不相信，更不接受治療，精神壓力很大，她沒辦法只好辭去了原來的工作。可是在家待的日子中，很現實的問題經常困擾她，再加上身體病痛的折磨，這個年輕的女孩幾乎有了自殺的念頭。

得知這位患者的遭遇，我深表同情。我們姑且不說這位患者得糖尿病是不是因為她自己的原因造成的，單說得了糖尿病不用心治療，就絕對是一件錯事。

患者本來因為生活不如意感覺很委屈，可是又得了糖尿病，這對於她來說，在極度畏懼的同時，又很排斥治療，所以加重了病情的控制。其實，天塌下來了，沒什麼大不了的，只要生命不息，人就會再有好運氣。像這位患者，如果能積極配合治療，運用科學的治療方法，堅持綜合治療，那麼她的糖尿病各項指標完全能夠控制達標，她還可以再創造幸福的生活。可是如果她就這樣放任自己自生自滅，那麼最終的結果將會很不幸的。

所以建議糖尿病患者，治糖要先治心，把心安撫好了，我們才會控制好病情，才能擁有更幸福的人生。

糖尿病如何從心養？

第一，預防糖尿病要在日常生活中做到恬淡虛無。

古人強調情趣養生要注重養性，即恬淡虛無，做到精神上樂觀，生活上知足，不可欲望太多，更不能為達到自己力所不能及的事而強迫自己處心積慮去妄求。如果能平衡心態，平和處事，那麼，我們就能防治一些疾病的侵擾，比如糖尿病。

第二，患者要糾正對糖尿病的錯誤認識。

大多數糖尿病患者想到糖尿病將會伴隨其終生，就會很難過，其實，糖尿病不是不治之症。如果患者對疾病只是耿耿於懷，不配合治療，悲觀厭世，那麼自然會削弱機體的免疫功能，使抵抗力下降，不利於糖尿病的控制，嚴重影響治療效果。所以，糖尿病患者應該擺正心態，清楚糖尿病並非不治之症，要樹立起戰勝疾病的信心，積極配合治療和護理，達到最佳效果。

第三，患者要參加社會活動。

適當的社會活動，比如與人溝通、交流，參加工作、學習等，會轉移患者對疾病的注意力，並且得到社會因素的情感支持，這會讓患者不致於把自己當成一個病人來看，能積極地生活，積極地對待自己的疾病。

第四，發展興趣愛好，鼓勵積極參加適度運動。

適度的體育鍛鍊對糖尿病患者有益，如散步、太極拳、游泳等都很適宜，但要注意別太過累。另外，種花養魚、讀書看報、下棋釣魚等都可以很好地幫助糖尿病患者獲得良好的情緒。總之，文明健康的休閒消遣方式有很多，但要選擇適合自己、容易堅持的，才更有效。

養心小叮嚀：

對於糖尿病患者來說，有自覺的控制飲食，掌握自己的飲食規律，堅持測量血糖等事宜都要懷著一顆樂觀的心去看待和對待，並持之以恆，這些對於提高生命質量都很有益。

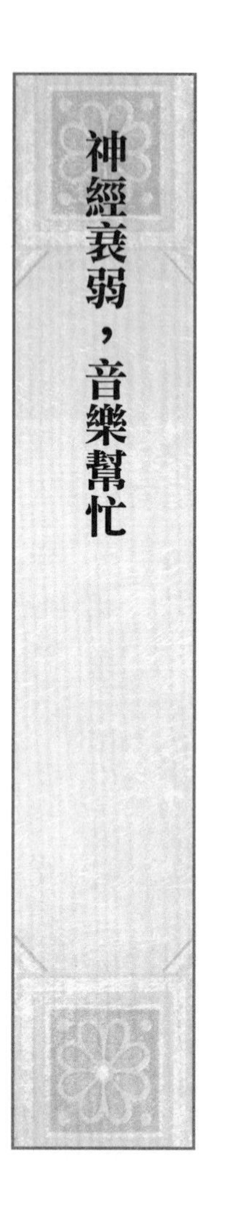

神經衰弱，音樂幫忙

神經衰弱是指患者由於長期存在某些精神因素引起腦功能活動過度緊張，從而導致精神活動能力減弱的一種病症。目前大多數學者認為精神因素是造成神經衰弱的主因。凡是能引起持續的緊張心情和長期的內心矛盾的一些因素，使神經活動過程強烈而持久地處於緊張狀態，超過神經系統張力的耐受限度，即可發生神經衰弱。

中醫治療神經衰弱，已有幾千年的歷史，從《黃帝內經》開始，就有關於神經衰弱的解釋及防治措施等。如《靈樞．大惑論》所云：「衛氣不得入於陰，常留於陽。留於陽則陽氣滿，陽氣滿則陽蹻盛；不得入於陰則陰氣虛，故目不瞑矣。」《靈樞．邪客篇》指出：「今厥氣客於五臟六腑，則衛氣獨行於外，行於陽，不得入於陰。行於陽則陽氣盛，陽氣盛則陽蹻陷，不得入於陰，陰虛，故不瞑。」可見，陰陽失和是神經衰弱的關鍵所在，而導致機體陰陽失和的原因也是由於精神因素所導致。所以治療神經衰弱症，以治理情緒、調節身體陰陽為主要的治療手段，輔以藥物治療及其他物理療法。

我在臨床給人治療神經衰弱時，通常選擇心理疏導和經絡療法，以及音樂治療和其他臨床可選用的物理療法來幫患者治療。

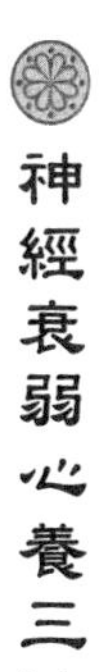

神經衰弱心養三法

第一，心理治療。

患者可以通過心理諮詢來了解神經衰弱的性質，明確本病並非治癒無望，減輕心理負擔，堅定治癒本病的信心，而且不應將所有注意力都集中於自身症狀之上。

第二，自我鬆弛訓練法進行放鬆。

自我鬆弛法有很多，比如練習瑜伽放鬆法或冥想功等，都可以對自己進行放鬆。

下面教大家一個有效的瑜伽放鬆法：仰臥，雙腳分開，間隔為兩腳寬，雙手掌心朝上，放於身體兩側，閉眼。慢慢從下往上，依次放鬆身體的各個部位，腳趾、腳踝、小腿、大腿、膝關節、胯部、手指、腹部、胸部、頸部、肩部、口、鼻、睫毛、眉毛和前額部位。思想放鬆，面部器官一個一個地放鬆、舒緩，可給你帶來真正的平靜和安祥。

另外，以打坐的方式坐於瑜伽墊上，雙手合十放在前胸，閉上眼睛，什麼都不想，關注自己的呼吸，一呼一吸，配合輕柔的音樂來進行。

第三，經絡療法。

一般的經絡療法為耳穴壓丸法。取穴：神門、心、肝、腎、脾、內分泌、皮質下、枕。

神門乃心經原穴，可調心寧神；配耳部心、肝、脾、腎等反射區，益氣養血，平肝潛陽，息心寧神。所以對神經衰弱有益。壓物可用王不留行子、綠豆或冰片（預先製備成米粒大之顆粒），貼壓於雙側穴上。然後按壓一分鐘，使耳廓充血發熱。令患者每日自行按壓穴三至五次，睡前必須按壓一次，時間約一～二分鐘。隔日換貼一次，五次為一療程，療程間隔四天。

另外，建議患者練習太極拳、氣功、健身走、慢跑、打乒乓球等，都會有助於緩解神經衰弱。

總之，患者只要能找到有經驗的醫生並制定科學的治療方法，且患者也有治好的信心，那麼神經衰弱就很容易治療。

我除了在臨床給患者使用以上方法，還建議患者在看病診治過程也多用上述方法。我還想告訴大家的是，用音樂來調理神經衰弱，也是一個很好的方法。《黃帝內經》從五音入五行、五臟的理論介紹了音樂與人健康的關係，音與音的和諧相配，發出悅耳的聲音可激盪人體血脈，通暢精神和安撫心神，可以防治神經衰弱症。所以患者可以根據自己的症狀和條件，選用輕音樂曲，或清晨，或入睡前，或疲勞時，邊休息邊聽聽輕音樂，可消除疲勞和緊張，減輕心理壓力，對防治神經衰弱有益。

我有一個患者，今年五十歲，前兩年由於剛退休，曾一度悲觀失望，繼而誘發了神經衰弱。後來，鄰居拉她參加幾個老姐妹組辦的「小劇團」，這樣，這位患者才有幸得到音樂的「洗禮」。參加小劇團沒多久，這位患者的精神就起了不小的變化，她每天堅持早起或晚睡時聽半小時的輕音樂，現在神經衰弱的症狀大致消失了，幸福生活開始向她招手了。

現在我跟大家一起來了解一下，哪些音樂可以用來防治神經衰弱。

- 國樂的曲目有《春江花月夜》、《江南好》、《春風得意》等樂曲。
- 國外的曲目有韓德爾的《水上音樂》、巴哈的《F大調義大利協奏曲》、史特勞斯的《藍色多瑙河》和比才的《卡門組曲》等。

以上這些曲目，可以放在一天的任何時候來聽，尤其是自己情緒不好，或疲勞時聽，可有效減輕自律神經功能的紊亂。但需要注意的是，不光是這些曲子可以幫你緩解神經衰弱，其實只要是你自己喜歡的音樂都有可能幫你改善心情，防治神經衰弱，但千萬不要聽那些過於刺激的樂曲，否則，非但不能安撫情緒，反而會使自己處於緊張、恐懼或亢奮的情緒中，加重神經衰弱症狀。

養心小叮嚀：

神經衰弱患者聽音樂，不能代替戶外體育鍛煉。透過戶外活動性休息，對防治神經衰弱症狀必不可少。總之，治療神經衰弱的方法不少，最好能綜合使用，若能調動病人主觀能動性，積極配合治療，更能達到最佳治療效果。

放鬆心理，減輕疼痛

疼痛是身體遭受傷害和患病時產生的保護性反應，也是患者尋醫就診的常見原因之一。疼痛是一種複雜的生理和心理現象。自古以來，我們的醫者就對疼痛做過種種探討和防治。在《黃帝內經》中談及疼痛的症狀遍及全身，如「頭痛、目痛、齒痛、耳痛、肩痛、心痛、胃脘痛、手臂痛、腹痛、股痛、腳下痛、四肢燒痛、盤骨節痛、髓道酸痛、脈痛」等五十餘種。並且《黃帝內經》對疼痛的性質、狀態及牽扯部位等也有形象的描述。所以歷代醫家，在防治疼痛方面已積累了較為豐富的經驗。

臨床判斷疾病時，疼痛被患者主訴的感覺有鈍痛、酸痛、脹痛、悶痛、銳痛、刺痛、切割痛、灼痛、鉸痛等。

臨床判斷疾病時，疼痛作為診療因素，可分為：

1. 急性疼痛。多由急性損傷、手術、生產、急性帶狀疱疹、痛風等引起。
2. 慢性疼痛。多是一些慢性病的長期隱性疼痛表達。
3. 頑固性疼痛。多顯示三叉神經痛、疹後遺神經痛、椎間盤突出症、頑固性頭痛等。
4. 癌性疼痛。晚期腫瘤痛、腫瘤轉移痛等都可以造成患者難以承受的疼痛。
5. 特殊疼痛類。如血栓性脈管炎、頑固性心絞痛、特發性胸腹痛等都可以引起患者不同於一般疼痛的特殊痛感。
6. 相關學科疾病。如早期視網膜血管栓塞、突發性耳聾、血管痙攣疾病等，都會造成患者特殊的痛感體驗。

當人遭受疼痛時，疼痛的程度也是不同的，如：

- 微痛，似痛非痛，常與其他感覺複合出現，如癢、酸麻、沉重、不適感等。
- 輕痛，疼痛局限，痛反應出現。
- 甚痛，疼痛較著，痛反應強烈。

• 劇痛，疼痛難忍，痛反應強烈。

當人們出現上述的這些疼痛表現時，我們可以根據患者的主訴和臨床症狀來判斷患者疾病情況，並給予合適的對症治療。

但是我需要強調的是，在臨床常有一部分疼痛和心理因素有關係。另外，如果我們從治療心理著手，也可以緩解一部分疼痛。因為《黃帝內經》中早就闡述了「身心一體」的重要思想，認為「形與神俱」，精神依賴於人的肉體，肉體產生精神，所以疼痛與心理因素互為產生和互相制約。所以在日常生活中，我們在治療疼痛時，要綜合考慮，除了積極對症治療器質性病因導致的疼痛外，積極把握心因性因素，透過調節心理因素來防治疼痛也很重要。

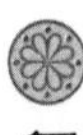

怎樣緩解疼痛？

第一，要對疼痛有一個正確的認識。

要知道疼痛是人體的一種保護性反應，這是告知人們哪有「病灶」，以便於疾病的診斷和防治。所以不要仇恨疼痛，而是要積極配合治療，找到病根治疼痛。如此，病根除了，心理狀態依然保持良好，那麼，就不會誘發更嚴重的疼痛，且能緩解疼痛。

第二，要樂觀，要放鬆。

患者對自己的疾病要有正確的認識，從而形成自我控制。同時尋找明確的生活目標和價值，建立起堅定樂觀的人生態度。然後用放鬆法來戰勝疼痛。可以用瑜伽放鬆練習（可以參考前面的相關內容）、吐吶、冥想等，也可以對疼痛部位鬆弛肌肉，就會減輕或阻斷疼痛反應，達到止痛作用。

第三，使用音樂療法戰勝疼痛。

悅耳的音樂對神經系統是良性刺激。患者透過欣賞自己喜歡的音樂能緩解疼痛。患者也可以邊聽邊唱，或隨樂而舞，都可以分散注意力，緩解緊張情緒，緩解疼痛。

第四，睡眠緩解疼痛。

生活中，我們可能都有這樣的體驗，即身體不舒服或身上哪兒疼痛時，睡一覺起來可能就好了，或者睡著後，就不會那麼疼了。所以當疼痛襲來時，不妨放鬆一下，好好睡一覺。或者在治療師的誘導下，進行催眠，達到消除緊張情緒，減輕疼痛的目的。

第五，分散注意力和刺激皮膚止痛。

當疼痛發生時，看電視、跟人聊天、讀書看報等都可以轉移注意力，緩解疼痛。另外，大家還可以通過揉、捏擠、冷熱敷、塗清涼油等來減輕疼痛。

如果疼痛不能忍，或者自己無法戰勝時，可以求助心理諮詢師來幫忙。這樣可以給予專業的心理扶持，有助於減輕疼痛。

養心小叮嚀：

心理因素既可致痛或加重疼痛，也可消除或減輕疼痛。所以選用上文方法，合理使用，一定能幫你得到滿意的止痛效果。

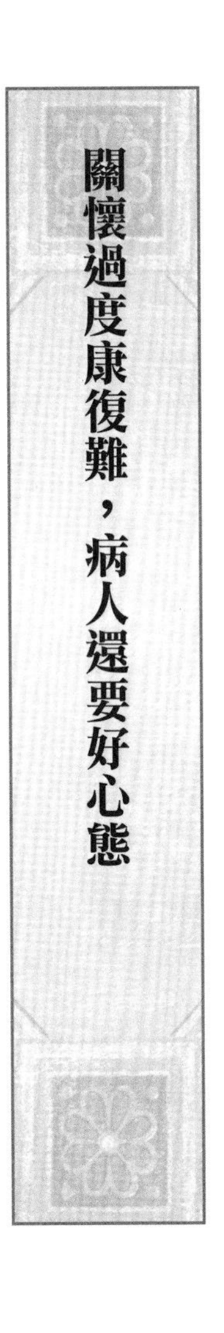

關懷過度康復難，病人還要好心態

對於心理障礙病人來說，生病確實是一件痛苦的事，不僅身體可能被病痛纏繞，患者還可能得不到公正的待遇，甚至受到歧視，把他們看成是不可救藥的「瘋子」，甚至他們的親人也持有這樣的態度。有的患者在發病期間，他的兄弟姐妹從來不去看望他，把他看成妖魔鬼怪，累贅廢物，唯恐躲之不及；有的患者有些儲蓄，發病後，其家人首先想到的不是如何把他的病治好，而是千方百計將這些錢哄出來，甚至不顧病人的病情，使用威逼、恐嚇等卑劣的手段；有的患者痊癒後，稍有情緒波動，就冷嘲熱諷為「又犯病」了，嚴重傷害他們的自尊心。要尊重心理障礙患者，我們每個人都有患心理障礙的可能。

對於患病的人來說，在生活上給以適當的關心和照顧是十分必要的。我們一向認為對患者的同情和幫助是天經地義的，他們是弱者，他們需要幫助。尤其是當病人病重時，給病人無微不至的照顧，包括端茶、餵飯、擦洗身子都是非常必要的，這會讓患者心理感覺非常溫暖，從心理和生理上輔助病人戰勝病魔。

但是，過度的關懷，對於他們疾病的康復卻是無益的。

一位在某礦業集團工作了十幾年的老工人老吳，兩年前在單位體檢中被告知患有原發性肝癌，當被告知診斷結論時，家裡人一聽到「癌症」兩個字，嚇得連送給他的午飯都打翻掉了，全家當時亂如熱鍋上的螞蟻。之後呢，則是對他無微不至的照顧，小心翼翼地說話，甚至不讓老吳下床走動，吃飯喝水都是直接送到嘴邊了，因為老吳是家裡的頂樑柱，還得供孩子讀大學呢，怕他勞累過度。

可是，就在這一家人無微不至的過度關懷中，老吳產生了「我這病是個不治之症，也沒多少日子了，活著也沒多久了，還不如把錢留給孩子讀書呢」的想法，情緒一天天消沉下去。你想呀，在中醫裡，這肝是什麼樣的器官，肝是最喜歡調達的，也就是喜歡開朗豁達的，你整天鬱鬱不樂、尋死覓活，病哪好得了啊。

現代醫學者透過冠心病患者心肌梗塞發作後康復情況的調查發現，當妻子外出工作，沒有太多的時間照顧丈夫時，丈夫的心臟病卻恢復得令人滿意；而那些整日守在丈夫身邊，對其傾注更多無微不至照顧的，病人的康復期反而延長。

可見，過分體貼的關懷和全天候替代式的照顧，在他們的脆弱面前有可能會變成無端的刺激，會從心理上強化病人「重病號」的角色，病人感受到的往往不是身邊的親情，反而增加了病人的思想壓力，不利於病情的康復。

還有專家研究指出，接近三分之一的病人不是被癌症奪取生命，而是被過度的心理壓力擊倒的，同時還有不少人是因為胡亂尋找偏方和多種治療途徑而耽誤治療的。

廣州市就有這麼一位患者張女士，二〇〇四年檢查出甲亢，經手術切除了足有鴿蛋大小的腫塊，其丈夫李先生認為，妻子患病的原因是由於過度操勞所致，因此，主動為她分擔家務，樣樣事情搶著做，幾乎包攬了家中所有的事情，希望妻子早日康復。

但是後來，李先生發現，一向性格溫柔體貼、大方又勤快的妻子在手術一年後性情變得極為暴躁，而且家務活再不伸手了，動不動就鬧著要買新鞋子，有時一雙幾百塊錢的鞋子沒穿多久就擱在鞋架上「睡覺」了。然後李先生就跟在後面給她整理、翻晒。對此，李先生自己也感到很無奈：「原來我還以為她是跟我撒嬌呢，沒法子，只要她喜歡，我就得順著她。誰讓她是病人呢。」

其實，像前面張女士這種症狀，在醫學上有一種稱呼：「嬌氣病」。這種病是被親人的過度關懷慣出來的一種心理疾病，尤其是長期病患者容易得此症。多表現為愛耍脾氣、任性、嬌氣等。親人事事代勞，過於無微不至，這樣易使患者感到自己已是一個廢人，從而喪失生活的信心，有些患者還會產生依賴心理，放棄活動和鍛鍊的主觀願望，失去了戰勝疾病的主動性，降低了身體的免疫功能和抗病能力，阻礙了疾病的完全康復，病人越養越嬌。

曾經還見過一位患者，很年輕，大概三十歲左右，本來在病房裡很開心，氣色好得很。可生病的消息讓他單位的人知道了，同事們都來探望，開始他還覺得這些同事們不錯，真熱情，可過了很久，沒見到許多同事們來探望，來看望的幾個人都眼淚汪汪的，讓他看出了端倪，他立刻似乎想到了什麼，半個月過後就閉上了眼睛。

過猶不及，關懷過度，會強化病人不良的心態，導致病人病情非但沒有如期康復，反而心理行為上出現不尋常的幼稚化傾向，不利於病人病後重返正常生活，有的甚至會加速患者的病情惡向發展。

因此，照料病患，家屬應保持平常心，以鼓勵為原則，要鼓勵他們按照自己的意志和興趣安排好自己每一天的生活，對於替代性行為，應適可而止。患病中的病人，心態就像走在荊棘中一樣，旁人過分地關懷、事事代勞，就像怕他們被荊棘刺傷了，硬把他們拖出來一樣，結果病人反被荊棘劃得傷痕累累。因此，幫助患者找到走出荊棘林的出口——做自己力所能及的事，及時肯定他們的能力，有助於病人重建自信，增強抗禦疾病的決心，從心理上打贏與病魔鬥爭的這場仗，這才是拯救患者的正確思維。

此外，看望病人也有一定的講究。不管病人得的是什麼病，病情程度怎麼樣，探望者都應該開心而來，高興而去，盡力給病人帶來歡樂和希望。不要哭喪個臉，像給病人弔唁一樣。

養心小叮嚀：

當病人的心都死了，病情肯定是沒有希望了，只有給病人一個良好的心態，才會創造出奇蹟。這就是為什麼看望病人時，要注意保持好情緒的原因。探病者的心態也會影響病人的心態。

堅定信念，起死回生

人生在世，命運總會時不時地給我們開個玩笑。比如遭遇癌症、遭遇天災人禍等等。可是面對天災人禍，面對重大疾病所導致的生命即將結束時，如果你只是一味地悲觀應之，那麼死神也將毫不憐憫地降臨在你身上。可是如果你換個角度來看，堅定信念，對抗死亡，你也許會扭轉命運，起死回生。

我曾經接診過一位患者，姓王，四十三歲，她來就診時，告訴我她在廠裡體檢時發現患上乳腺癌。當時，廠醫務室的大夫怕她受不了，沒敢告訴她，只是告訴了她的丈夫。後來丈夫帶她到市裡的大醫院看病，最終確定她是癌症，並且在這時，患者也知道了自己的真實病情。從那以後，她不吃不喝，天天哭泣。家人沒辦法，四處「拖」著她求醫，可是她自己卻完全無所謂了，只沉浸在自己的悲苦之中。她來找我看病時，已經是二期了，其實她當初來檢查時是原位癌，看來她的病情發展還是很快的，兩個月就是二期，這跟她的情志有很大關係。我很心疼，勸慰她想開點，給她講了近一個小時的信念戰勝病魔的事情。可是病人就是不能開懷，後來我給她家人推薦了心理治療師，希望他們能帶病人看看心理醫生，這會對病人很有好處。

另外一個故事，我是從網上看來的。一位女士，在她三十五歲的時候，發現得了乳腺癌。醫生告訴她：「我們會用較激進的方法來治療，將乳房切除，確保以後不再復發。」沒想到在患者接受治療的兩三年之後，不只在原來的部位有癌細胞，還擴散到卵巢、淋巴，甚至長大的腫瘤擠壓得鎖骨破裂了。醫生說，看這復發轉移得這麼快，應該是第四期，是末期了。這樣發展的癌症很激烈，大概只剩幾個月可以活。醫生告訴患者癌細胞長得很快，他們是沒有能力治療的，如果開刀把所有癌細胞拿掉，患者也會喪命。任何方法都會讓患者喪命，要嘛死於手術台，要嘛死於癌症！患者此時想：「我想要有改變！我的靈魂是死的，我要讓她覺醒。」她決定為了自己的夢想，去過她想要的生活。後來，她為了她的夢想而拼搏，結果她真的痊癒了，多活了十八年，而不是醫生認為的幾個月。這位患者後來常跟人講，我第二次罹患乳癌，是這輩子最棒的事！

從第二個患者身上我們可以思考這樣一個問題，為什麼人生中最糟的事情，卻變成最棒的事！這不在於事情，而在於自己有沒有堅定的信念，能否讓自己起死回生。第一個王女士，她對疾病的態度是消極的，結果也是悲哀的，如果她能改變自己，相信她也會獲得好運。

為什麼我們在悲觀失望時，本來的疾病症狀就會越來越壞？這是因為心身是一體的。《黃帝內經》中早就講過「心身統一」的心理衛生觀，「七情傷形」的心理致病觀。因此，當我們的情緒不好時，就會影響身體的氣血流動，會削弱人體的抵抗力，所以就會加重或加速疾病的進程。如果你得的是癌症，或是其他不治之症，這會加速死亡的進程，所以我們一定要樹立起堅定的信念，保養好我們的身心，戰勝死亡，起死回生。

那麼我們面對死亡時，該如何樂觀起來，培養自己的堅定信念，繼而戰勝死亡呢？

第一，能夠自己給自己希望。

在任何時候、任何地點、任何困難的情況下，我們都要能夠自己給自己希望，這即是一種信念。而且，我們不知道希望所調動的是不是僅僅只是我們自己的精力和體力，也許，冥冥中真的有天意在關照人間，天意會更欣賞那些內心總是充滿希望的人，會覺得這樣的人不僅應該活下去，還應該活得很好。所以有希望你才能好好地活下去。

第二，要放下。

既然要死亡了，還有什麼好計較的呢？放下自己的一切得失，坦然面對你的死亡、你的生活，包括你周圍的一切，過自己最想過的日子、最簡單的日子，然後全力以赴。也許你會發現，你放下了你的思想包袱，你的厄運也隨之放下了你。因為你恬淡虛無的內心，平衡了你的機體，是機體幫你戰勝了病痛，也成了解救你的「戰士」。

養心小叮嚀：

人活著就是為了一種信念，有了信念才會活得有意義。我們每一個人都是智商健全的人，而智商衍生著理想，理想支撐著信念，信念激勵著決心，決心駕馭著行動，行動鑄就成功。所以當病痛、死亡等一切厄運來臨時，我們一定要給自己確定一個目標、一種希望，然後放下一切，只去實現這一個目標或希望，你定會收穫奇蹟。

第十章

心病還需外藥醫之祕

——養護身心的食療處方

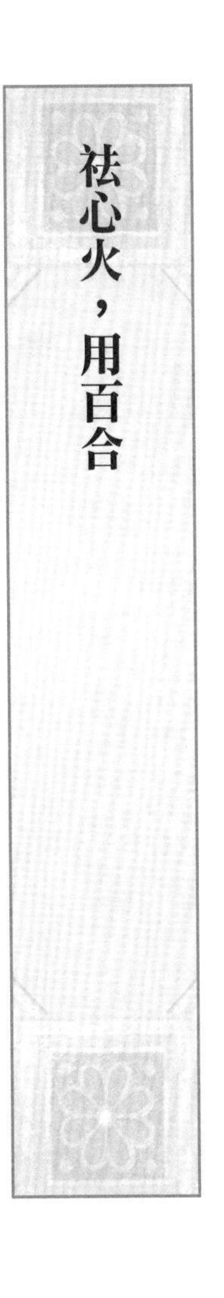

祛心火，用百合

二〇〇八年七月的一天，來了一位患者，主訴心煩易怒、失眠、便乾尿黃、口舌生瘡、肌膚生痘等。我給她把了脈，脈細數，這提示她心火旺，是虛火上炎的表現，需要清心火。所以我開了些夏枯草讓她拿回去泡水喝，對祛陰虛型心火重有益，並且建議她多用些百合來入菜，對防治心火有益。

人體裡本身是有火的，如果沒有火那麼生命也就停止了，也就是所謂的生命之火。當然火也應該保持在一定的範圍內，如果火過亢人就會不舒服。心火旺，就是指心火的範圍已經超標了，這是對人體有害的。

引起心火旺的原因有精神緊張，煩心事多，尤其是在夏季，心火旺的人特別多。《黃帝內經》裡指出：「南方生熱，熱生火。」而火熱主夏，內應於心。心主血，藏神，為君主之官。七情過極皆可傷心，致使心神不安，如《黃帝內經》裡說的「悲哀愁憂則心動，心動五臟六腑皆搖」，這裡一方面說明了不正常的情志皆可損傷心的功能；另一方面又說明了，若心的功能受到影響，可影響人體的一切機能活動，在這個意義上說，夏季養神養心很重要。除了要保持良好心態外，寒溫適度，多食蔬菜水果，少食辛辣之物，禁酒、多運動，也對防治心火有益。

我給大家介紹一個非常美味且實用的，並能「虛」、「實」心火兼防的寶貝，即百合。

百合性平、味甘、微苦、性微寒，可補虛清心、除煩安神，對心火旺引起的咽乾口渴、心煩易怒、失眠、便乾尿黃、口舌生瘡等症狀均有很好的防治作用。如果能把百合入菜，再搭配一些食物的保健功效，對防治心火將會大有補益。下面我就給大家介紹幾道百合養心菜，供大家參考選擇。

百合養心鴨

原料：鴨一隻，百合五十克，黃花菜（乾）三十克，調料適量。

做法：將鴨子如常法處理，用沸水燙一下，撈出備用；百合洗淨，黃花菜泡發後洗淨；大蔥洗淨切段；薑洗淨切片備用。然後鍋放底油，爆香蔥薑，然後放入高湯，燒沸，把湯倒入大燉鍋，把鴨子放進去，開始煲，待鴨子熟後，把百合和泡發好的黃花菜一併放入，待黃花菜煮熟，即可食用。

功效：滋陰養心、清熱去火、安神補氣、補虛養實等。

百合蓮子湯

原料：百合乾後研成的粉三十克，蓮子二十粒，蜂蜜適量。

做法：將百合和蓮子一同放入燉盅，加水適量，隔水燉兩個小時，即可食用。晚餐或午後服食。

功效：除煩熱、清心火、養心安神，對於心火內熾所致的煩躁不眠具有較好的療用。

百合炒蝦仁

原料：鮮蝦仁三百克、鮮百合一百五十克、四季豆一百克，其他調料適量。

做法：鮮百合剝開成一瓣一瓣的，洗淨備用；蝦仁用牙籤挑去蝦腸，洗淨瀝乾；四季豆掐頭去尾，在沸水裡煮一會待用，可消除四季豆的毒性。鍋裡留適量底油，用蒜末、薑末爆香，下四季豆煸炒，隨後倒入百合瓣、蝦仁，翻炒，加適量的鹽、白糖、少許胡椒粉翻炒即可出鍋。

功效：清心安神，潤肺止咳，並可改善失眠、心悸、煩躁等症。

養心小叮嚀：

解決心火的方法，一是用中藥防治，一是用情志調節，另外一個就是用食療來防治。另外，中醫針灸、拔罐、推拿、按摩等對於治療上火也有很好的輔助作用。

莫名煩惱，三七花是個寶

「最近比較煩比較煩比較煩，總覺得日子過得有一些極端……總覺得鈔票一天比一天難賺……我看那前方怎麼也看不到岸……陌生的城市何處有我的期盼……女兒說六加六結果等於十三……我遍尋不著那藍色的小藥丸，人生總有遠的近的麻煩，太太每天嫌我回家太晚……車子太爛銀行沒存款，麻煩麻煩麻煩麻煩麻煩……」一首《最近比較煩》似乎唱出了所有煩心人的心事。

其實，人為什麼煩惱？這是一個很複雜的問題。從情志、身體、環境、遇到的事物等都可能會導致人煩惱。不過我是醫生，所以我就要從中醫的角度來講。

《黃帝內經》涉及「煩」的就有數十處，雖然不一定完全是現代意義上的「煩」之意，但至少我們看出今人和古人，我們每個人都有煩惱存在。

從中醫角度講，人煩惱無外乎五臟六腑出了問題，虛實出了問題，陰陽出了問題，氣血出了問題，等等，並且煩惱在生理上的反應有特定內涵。「煩」是心、「惱（躁）」是腎，煩惱必定有發火，是肝出了問題，當然還有其他情緒，並且「心動，五臟六腑皆搖」。由此可見，我們要解決煩惱，還就得重點從養護好人體臟腑去處理。

當然，從《黃帝內經》中，我們還要明白一個重要的除煩方法，即要恪守內心的寧靜。這在前面的章節中已反覆介紹，這裡不再進行過多的講述。現在我引導大家從安撫臟腑、平衡陰陽方面去進行調理，告訴大家一個除煩的好方子——三七花的使用。

三七花又稱田七花，性味甘涼，具有清熱、解毒、平肝、明目、提神補氣、止痛、抗癌、降壓、抗衰、增強人體免疫力等功效，泡茶、炒肉、煲湯均可。從三七花的養生功效來講，我們可以看出：

- 三七花，可以清熱護肝，這可以防治因肝火旺而引起的煩惱。
- 三七花，能防治高血壓，這可以防治因高血壓引起的煩惱。
- 三七花，鎮靜安神、催眠、鎮痛等，這當然對防治煩惱沒得說了。

• 三七花，能活血化瘀，治療一切機體氣血不暢問題，對防治憂鬱等有好處。

• 三七花，能養心，可以平復心氣，對防治心火有益。

……

所以，我們選用三七花來治療煩惱絕對是中藥中的最佳選擇。下面我就告訴大家幾個三七花食療煩惱的方法，供大家選擇。

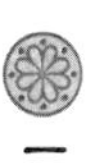

三七花炒肉

原料：三七花十克，豬瘦肉二百克，其他調料適量。

做法：三七花放溫水泡十至二十分鐘，把肉炒到五成熟，再將花和肉一起炒到肉熟即可。

功效：補益氣血，安神鎮痛，活血化淤。

三七花青果茶

原料：三七花三克，橄欖五克。

做法：三七花與橄欖，同盛入瓷杯中，沖入沸水泡至微冷時，可代茶飲；每日按此比例泡三次飲用。

功效：安神，降壓，除煩。

三七花雞蛋湯

原料：三七花十克，雞蛋二個。

做法：將三七花十克與洗淨的雞蛋二個同煮至熟，撈出蛋敲碎殼，再次放入煮至三十分鐘，食蛋飲湯，可分二次食飲。

功效：安神，助眠，除煩，增強身體抵抗力。

總之，三七花的食用方法很多，上面我介紹的這幾種相對來說好操作一些，如果大家有興趣，可以參考其他書籍中的三七花食譜，找到更多安神除煩的三七花食療法。這裡我就不多說了。下面給大家介紹幾個使用三七花的小竅門。

首先，鑒別三七花的品質。要確定是幾年花，可以看花朵。常見的是三年花和兩年花，通常三年花較兩年花花朵大，而且帶柄的花較沒柄的花價格低。

其次，要分辨三七花和人參花的區別。三七花的作用遠遠強於人參花，但外形極為相似，市場上不乏用人參花假冒三七花，請大家注意識別。可以到正規藥店購買。

此外，還要說說三七花的適用人群：工作壓力大的人可以常飲用三七花來保健，可以防治心血管病。六十歲以上的老年人，心煩，且有高血壓、高血脂、失眠等症者使用三七花保健也很好。另外，忙碌的學生、電腦一族等，都可以用三七花來保健。

養心小叮嚀：

三七花的適應症和禁忌症：身體屬於虛寒之人要禁用；女性月經期間最好不要用；孕婦要禁用。另外，不建議三七花和其他花茶一起使用，否則抵消藥性，或產生毒性，對健康不利。了解了三七花的這些好處，大家就可以根據自己的實際情況自由選擇使用了。

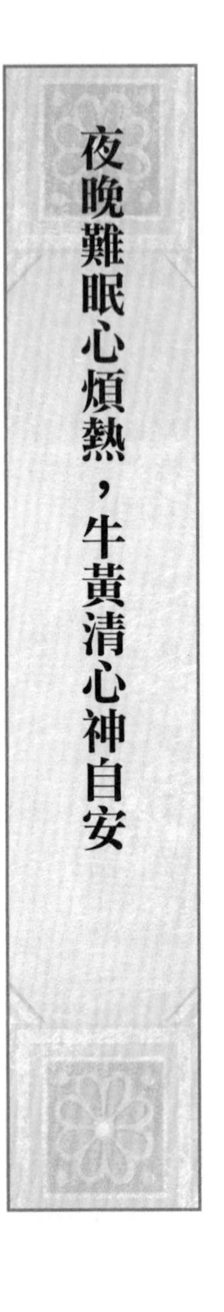

夜晚難眠心煩熱，牛黃清心神自安

前幾日一朋友不知道從哪兒獲得一塊牛黃，拿來給我看，還真不錯，品質很好，估計市價也不低。朋友問我：「牛黃有啥用？」我說：「牛黃用處大了，清熱、解毒、清心、利膽、鎮驚等，並且還能治失眠心煩熱！你好好收藏起來，以後有用得著的時候。」然後我又告訴他如何收藏牛黃，朋友可開心了，樂呵呵地跑回去收藏牛黃了。

牛黃能治失眠心煩熱，這絕對不假，從中醫角度講，還是非常合理和實用的一種方法。

前面我們已經說了，《黃帝內經》中有許許多多關於失眠的記載。比如從「陰陽不交」之失，從衛氣的運轉方面，從五臟六腑方面，從虛實方面等等，都闡述了引起失眠的原因和緩解方法。依據這些理論，我們可以得知，從鎮靜安神、除煩熱等方面解決問題，就可以保證安眠。應這一需求，我前面說用牛黃治療失眠，這絕對是有效的，原因是什麼？下面我引導大家一家來看看。

牛黃，為牛科動物黃牛或水牛的膽囊膽管或肝管中的結石，入肝經，入心經，能清心、化痰、利膽、鎮驚，治熱病、神昏、譫語、癲癇、發狂、小兒驚風、抽搐、牙疳喉腫、口舌生瘡、癰疽疔毒等。從它的這個主治功效中來看，牛黃治療夜晚難眠心煩熱是很科學的，因為：

- 牛黃入心經，又能清心熱，所以能除心火，防治心火旺不寐。
- 牛黃入肝經，又能平肝火，所以能防治肝火旺引起的夜不寐，心煩。
- 牛黃能鎮驚，治神昏、譫語、癲癇、發狂、小兒驚風、抽搐等症，這說明牛黃的安神效果極佳，所以用來安睡助眠、除煩熱絕對非常有效。

總之，如果細細體味，牛黃助睡眠的效果絕對是一流的。如果我們沒有牛黃，可以選用市面上的牛黃解毒片或牛黃清心丸來使用。但是這個使用還有一定的禁忌證。

如果患者是心因性失眠症，建議患者選牛黃清心丸，按說明使用，或按醫囑使用。如果是因為肝火上亢而引起的失眠症，建議選擇牛黃解毒片，按說明使用，或按醫囑使用。當然最好的辦法是患者去醫院在醫生的診斷下合理選用。

養心小叮嚀：

如果家裡有牛黃，建議每次可取黃豆大一粒的牛黃沖入一公升水中分三次服用，這對清熱、除煩、安眠有益。但是還要強調的是一定要在醫生允許、認可的情況下使用，避免擅自亂用，以防出現意外。因為人的體質、病症還要分型辨證，所以一定要謹慎辨證施用。

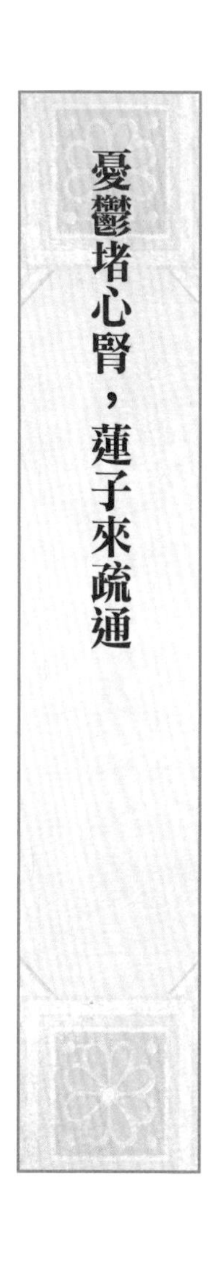

憂鬱堵心腎，蓮子來疏通

我有一位患者，從二〇〇八年九月份離婚以來，他晚上的睡眠質量便日趨低下，經常失眠、多夢，並且伴有心理煩躁、焦慮、心慌、心悸，還無端地感到空虛孤獨、害怕恐懼等過度緊張的症狀。他來找我時，非常痛苦。我給他進行了一番診斷，得知他是由於恐懼、焦慮而引起的憂鬱症。

為什麼這麼說？我們從中醫的角度來分析這個問題。中醫自古就有「恐傷腎」這樣的說法，這在《黃帝內經》中寫得明明白白。因其恐懼而傷及腎，導致心火不正常下降，腎水不正常上滋，當心腎不交的時候，就引起了失眠。所以治療我這位患者的疾病，一個重要的方法就是滋養心腎，平衡陰陽。但要根據患者的症狀反應，配合內服中藥和精神療法，加上一些藥膳的輔助治療，將會獲得不錯的治療效果。

因為患者的病因比較複雜，當時所開方是根據他的眾多症狀一起來開方的，至於什麼用藥，我就不一一介紹了。現在我想說的是，既然憂鬱傷及心腎，且心腎出了問題也導致憂鬱，那麼我們如果選擇一種滋養心腎的藥物食療是不是也可以呢？答案是完全可以的。所以在這時我鄭重推薦蓮子來滋養心腎。

為什麼要選用蓮子，我們一起來分析一下。

蓮子性味甘平，具有補脾止瀉、益腎固精、養心安神等功效。現代藥理研究證實，蓮子有鎮靜、強心、抗衰老等多種作用。中老年人特別是腦力勞動者常吃，可養心安神，增強記憶力，提高工作效率。據《太平聖惠方》介紹，蓮子可以補中強志。總之，從眾多功效來看，蓮子滋養心腎、安撫精神、助失眠等都是非常有用的，所以選擇蓮子來作為憂鬱症患者的輔助食療，是很有益的。下面我們就一起來學學蓮子防治憂鬱症的絕妙食譜。

蓮子粥

原料：蓮子三十克，大米一百克。

方法：先將大米洗淨煮粥，粥成後，再加入蓮子，煮至蓮子爛熟攪勻服食。
功效：可以補中強志，益耳目，對防治抑鬱症有益。

蓮子百合湯

原料：蓮子三十克、百合三十克，冰糖適量。
方法：蓮子、百合同洗乾淨，放入燉盅，加水，加冰糖，隔水燉服。
功效：養心安神，增強記憶力，對防治憂鬱症有益。

冰糖蓮子

原料：蓮子三十克，冰糖適量。
方法：將蓮子浸泡吸水，加冰糖上籠蒸，然後再燉濃食用。
功效：養心安神、健腦益智、消除疲勞、防治憂鬱症等。

總之，蓮子很美味，自古以來就是人們的保健佳品，在中華的美食養生文化中，蓮子的美味小點可以說千千萬萬，所以大家可以盡情選擇，這裡就不再進行過多的介紹了。

養心小叮嚀：

需要強調的是，蓮子縱然有千般好處，也非人人皆宜，例如那些常常便祕的人就不太適合吃蓮子。並且為了食用方便，最好購買鑽心蓮子，這樣的蓮子沒有苦味，味道更好。

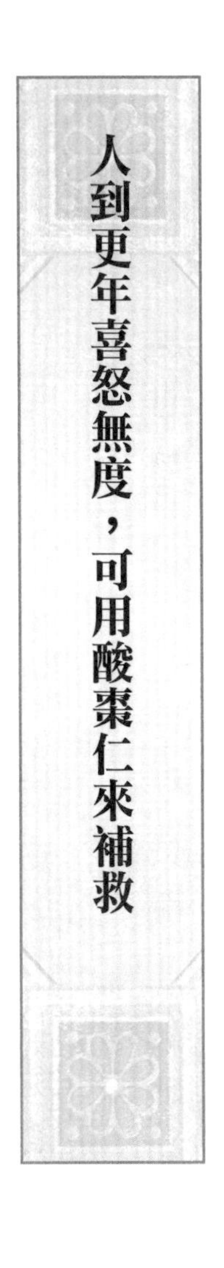

人到更年喜怒無度，可用酸棗仁來補救

更年期是女性卵巢功能從旺盛狀態逐漸衰退到完全消失的一個過渡時期，包括絕經和絕經前後的一段時間。中醫講更年期是女性的一個生理過程。《黃帝內經》裡說：「女子……七七，任脈虛，太衝脈衰少，天癸竭，地道不通，故形壞而無子也。」從《黃帝內經》的這「女七」養生思想裡，我們可以得知女子到了七七四十九歲左右時人體陰陽失調，腎氣虛弱，太衝脈中氣血衰少了，就會停經，此時的肝腎都處於失調的狀態，就進入了更年期。

更年期發生時，女性常見的表現有月經紊亂、烘熱汗出、心悸失眠、煩躁易怒、頭暈健忘、精神抑鬱、情志異常、胸悶嘆息、咽喉異物感等。總之，心煩意躁，喜怒無度，是更年期患者的最常見表現。不過，多數婦女能夠平穩地度過更年期，但也有少數婦女由於更年期生理與心理變化較大，被一系列症狀所困擾，影響身心健康。

我見過一位患者，她的更年期症狀比較奇特。打從這位女士進入四十一歲後，就多了些「神經質」，一天到晚看誰都不順眼，以前從來不管老公日常行程的她，變得非常愛查老公的行程，動不動打電話到老公的辦公室去「查勤」，老公晚上下班稍晚一點回來，就會被她盤問半天。孩子也怕她，用孩子的話來說：「我從早上起床到晚上睡覺，我媽就像唐僧一樣在我耳邊嘮叨個沒完，心煩死了！」這位女士自己的主訴症狀是：全身無力，心煩，動不動就想發火。覺得看家裡誰都不如意，上班也沒精神，想辭職不做了！我給她把了脈，問了一些實際的生理情況，最後確定是更年期憂鬱症。在進行了精神方面的治療和荷爾蒙替代療法後，這位女士的症狀明顯減輕。幾個月後再複查時，這位女士已經面色紅潤、精神抖擻。不過，她又問了我一個問題，如果選擇一個小方法來防治更年期的憂鬱症，該選擇什麼呢？我建議她選擇——酸棗仁。

治療更年期症狀，應以補脾腎、調衝任為主，兼以疏肝理情志，節嗜欲，適勞逸，慎起居，以配合治療。而以養心益脾、補腎潤燥為主的飲食治療，不僅有較好的效果，而且可以強壯體質。酸棗仁恰好具有這樣的「全面」功效，所以應當選擇酸棗仁來作為更年期女性的保健。

酸棗仁從現代藥理分析來看，可以鎮靜、催眠。有動物實驗指出，酸棗仁煎劑給大白鼠口服或腹腔注射均表現鎮靜及嗜眠。由此可以看出酸棗仁有鎮靜、催眠的作用。

另外，酸棗仁可使防禦性運動性條件反射次數顯著減少，內抑制擴散，防治躁狂現象。

還有動物實驗表明，酸棗仁能鎮痛、抗驚厥，這一點也適用於更年期患者。

另外，就中醫的性味歸經、功效主治來說，酸棗仁入心、脾、肝、膽經；屬足厥陰、少陰綱；能養肝、寧心、安神、斂汗，主治煩心不得眠，能斂氣安神、榮筋養髓、和胃運脾、平肝理氣、潤肺養陰、溫中利濕、斂氣止汗、聰耳明目等，所以非常適合更年期精神患者選用。

下面我就引導大家一起來看看酸棗仁用於治療更年期精神保健，都有哪些實用的食譜。

酸棗仁粥

原料：酸棗仁十克，生地黃十五克，粳米一百克。

做法：酸棗仁、生地黃水煎取汁，入粳米煮粥食。

功效：滋養安神，養陰清心。用於心陰不足、心煩發熱、心悸失眠等症，對更年期患者精神保健有益。須遵醫囑！

棗仁人參粉

原料：酸棗仁二十克，人參十克，茯苓三十克。

做法：酸棗仁、人參、茯苓共研為細末。每次五～六克，溫水送服。亦可入粥中煮食。

功效：斂汗，補益肺氣，安神。用於體虛自汗、盜汗，又能養心安神，故也可用於虛煩不眠。須遵醫囑！

養心小叮嚀：

保持樂觀情緒。良好的情緒，平衡的心態，可以提高和協調大腦皮質和神經系統的興奮性，充分發揮身體潛能，使人精神飽滿、精力充沛、食欲增強、睡眠安穩、生活充滿活力。這對提高抗病能力、促進健康、適應更年期的變化大有裨益。

國家圖書館出版品預行編目資料

心寬病自去／楊力著. -- 一版. -- 臺北市：
八正文化, 2012.11
面； 公分

ISBN 978-986-88218-7-3（平裝）

1. 內經 2. 中醫理論 3. 養生

413.11 101022770

心寬病自去

定價：380

作　者	楊力
封面設計	方舟創意整合有限公司
版　次	2012 年 11 月一版一刷
發行人	陳昭川
出版社	八正文化有限公司 108 台北市萬大路 27 號 2 樓 TEL/ (02) 2336-1496 FAX/ (02) 2336-1493
登記證	北市商一字第 09500756 號
總經銷	創智文化有限公司 23674 新北市土城區忠承路 89 號 6 樓 TEL/ (02) 2268-3489 FAX/ (02) 2269-6560

歡迎進入～

八正文化　網站：**http://www.oct-a.com.tw**

八正文化部落格：**http://octa1113.pixnet.net/blog**

本書如有缺頁、破損、倒裝，敬請寄回更換。

《楊力揭示黃帝內經中的心理養生之秘：心寬病自去》